Les Cahiers Dr. Good! Michel Cymes

W0369965

Carole Garnier

Moins de sucre, plus de plaisir (et de santé !)

Illustrations :
Maison Bernie (intérieur)
Kei Lam (couverture)

SOLAR EDITIONS

Sommaire

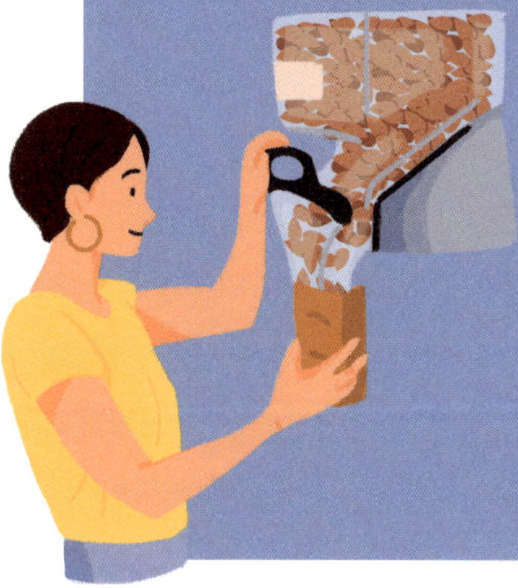

Le mot de Michel Cymes

Il suffit de penser à une vitrine de pâtissier pour en avoir l'eau à la bouche. La saveur sucrée exerce sur nous des effets quasi magiques : un retour en enfance dans la cuisine de Mamie, une sensation de plaisir intense, un apaisement en cas de stress... Le problème, c'est que le sucre est si attractif que nous finissons par en manger trop : jusqu'à 35 kg par personne et par an. Sans compter qu'il est partout, depuis le petit déjeuner jusqu'au dîner, en passant par les boissons et une foule de produits de grande distribution ! Autant dire qu'il est devenu l'ennemi public numéro 1 de la santé, avec des conséquences telles que surpoids, diabète et j'en passe. Alors, que faire ?

Vous me connaissez, je ne vais pas vous dire de tout arrêter du jour au lendemain. La gourmandise reste un des plaisirs de base de la vie, il n'est pas question de faire vœu de brocolis vapeur et de yaourts sans sucre à vie ! Je préfère intégrer tout en douceur de petits changements progressifs, remplacer certains ingrédients par d'autres, faire mieux les courses au supermarché, adapter les recettes de nos gâteaux préférés... De petits réflexes faciles à mettre en place, pour des effets radicaux et bénéfiques à long terme pour notre santé : ça vaut la peine, non ?

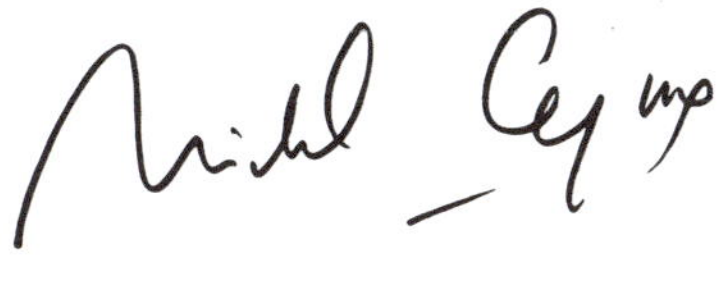

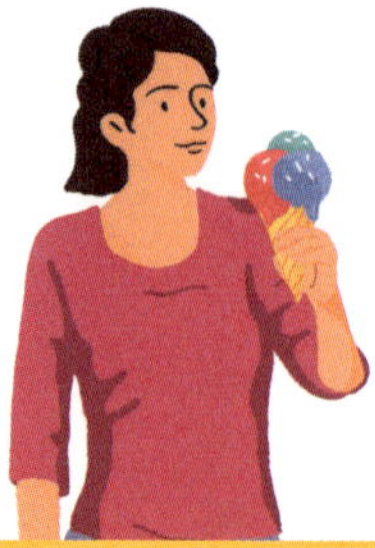

L'autodiagnostic

Vous en êtes où avec le sucre ?

Pas toujours facile de se rendre compte de la consommation qu'on a d'un aliment, ou de l'emprise d'une habitude. Quelle relation entretenez-vous avec le sucre ? Faites le test et déterminez votre profil.

Le petit déjeuner, c'est le repas le plus important de la journée. Chez vous, c'est plutôt :

- Pain, beurre, œuf coque, ou jambon et fromage.
- Bol de céréales, brioche en sachet, yaourt aux fruits… ça dépend des humeurs du jour.
- Tartines à la confiture ou viennoiseries, jus d'orange, café sucré.

Pas le temps pour le dessert à midi :

- Pas grave, de toute façon vous n'en prenez jamais.
- Pas grave, vous prendrez un café en remontant au bureau, avec les biscuits que vous avez toujours dans votre tiroir.
- Grosse frustration, vous auriez bien pris la crème brûlée qui vous faisait de l'œil au self.

Votre version favorite du poulet ?

- Classique. Entier, rôti au four, à l'ail ou aux herbes.
- En nuggets, faciles à réchauffer à la poêle ou au four.
- Laqué à l'ananas.

Un gros coup de stress, votre boss vous met la pression :

- Vous vous enfermez dans les toilettes du bureau avec votre smartphone et vous êtes parti pour 3 minutes de méditation avec votre appli.
- Vous filez au distributeur acheter deux barres chocolatées et des madeleines, vous verrez après.
- Vous en avez l'estomac noué, vous vous offrirez une pâtisserie le soir même pour vous réconforter.

Votre yaourt :

- Plutôt nature, mais entier, fermier, ou alors avec des dés de fruits ou de la compote.
- Vous êtes plutôt crème dessert à la vanille, ou viennois au chocolat. Comment ça, ce n'est pas un yaourt ?
- Avec de la confiture faite l'été dernier, ou du miel de votre petit producteur au marché.

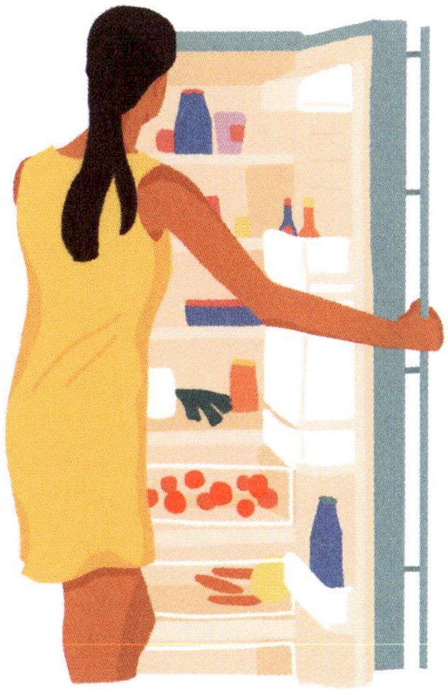

Votre dernier craquage pour des aliments sucrés ?

- Tout à l'heure. Comme tous les jours. Le paquet de biscuits y est passé, et vous avez failli continuer avec la tablette de chocolat.
- Vous ne savez même pas ce que c'est.
- La semaine dernière, quand un imprévu vous a obligé à sauter le déjeuner. Vous avez fini par avaler une viennoise aux pépites de chocolat à toute vitesse.

On vous offre une boîte de chocolats d'un grand chocolatier :

- Vous la retrouvez, trois semaines (ou mois) plus tard, enfouie sous des magazines.
- C'est gentil, mais pour tout dire, vous préférez un bon vieil assortiment de ces rochers emballés dans du papier doré…
- Vous estimez sa durée de vie à quelques jours maximum. Et vous allez la planquer dans votre tiroir, histoire que votre moitié ou vos enfants ne viennent pas la piller…

La journée est finie ! Pour vous détendre :

- Vous préparez le dîner : vous avez vu une recette de linguine avec une sauce à la crème infusée à la vanille et aux crevettes, elle a l'air dingue !
- Un petit verre de Martini et quelques biscuits apéro, ça serait parfait !
- Vous décapsulez une canette de soda et la sirotez devant la télé, histoire de décompresser avant le dîner.

Il est 21 h. Ce film est vraiment un chef d'œuvre. Et il serait encore plus agréable avec :

- Rien, merci, vous n'avez plus faim.
- Un esquimau vanille-chocolat. Heureusement, vous en avez en stock au congélateur.
- Encore une part de votre gâteau au chocolat maison, vous êtes vraiment content de cette recette dénichée sur un blog de cuisine.

Faites les comptes !

2	4	3

Vous avez une majorité de : Vous êtes plutôt amateur de féculents, comme les pâtes

Bonbons, chocolat, gâteaux, confitures... ne vous font ni chaud ni froid. En revanche, quand il est question d'un plateau de fromages ou d'un plat de pâtes fumantes, vous êtes au rendez-vous ! Mais ne vous croyez pas à l'abri de tout méfait causé par le sucre : le pain (avec le fromage) et les pâtes sont eux aussi des sources de glucides qui peuvent avoir le même impact que le sucre « blanc » sur l'organisme. Nous allons vous expliquer tout cela (voir p. 38) et vous aider à améliorer vos choix, pour continuer à vous régaler en prenant soin de votre santé (voir p. 47).

Vous avez une majorité de : Vous consommez beaucoup de sucres cachés

Vous ne cuisinez pas forcément beaucoup et vous avez tendance à acheter « tout prêt » : briochettes du petit déjeuner, yaourts aromatisés, mais aussi sauces, plats cuisinés, crèmes dessert... Ce qui finit par faire lourd côté sucres cachés et, surtout, de piètre qualité. Votre priorité : revoir le contenu de vos placards, et retrouver le plaisir de cuisiner vous-même pour maîtriser la quantité et la qualité des sucres consommés. Vous apprécierez des conseils et des menus adaptés (voir pp. 29 et 52).

Vous avez une majorité de : Vous êtes un accro au sucre

Passer une journée sans sucre dans le café, petits biscuits ou carré de chocolat vous semble inenvisageable. Matin, midi et soir, voire en grignotages dans la journée, ils font partie de votre alimentation de base. Vous adorez aussi préparer des gâteaux pour vous et votre famille. Mais attention, car les kilos en trop, voire le diabète ou autres pathologies à long terme vous guettent, et il faut absolument vous désaccoutumer du sucre superflu (dans le café, confitures, sauces...) pour retrouver les saveurs naturelles des aliments (voir p. 24). Des compléments alimentaires pourront aussi vous donner un coup de pouce. Nous vous expliquons tout cela (voir p. 56).

Partie 1

Le sucre, de quoi on parle ?

Nous devrions même dire « les sucres », car, sous ce terme utilisé dans le langage courant, se regroupe une foule de sucres, ou glucides, simples ou complexes. Ils ne se comportent pas tous de la même façon dans l'organisme, et certains, en excès, peuvent même poser problème. On vous explique ça.

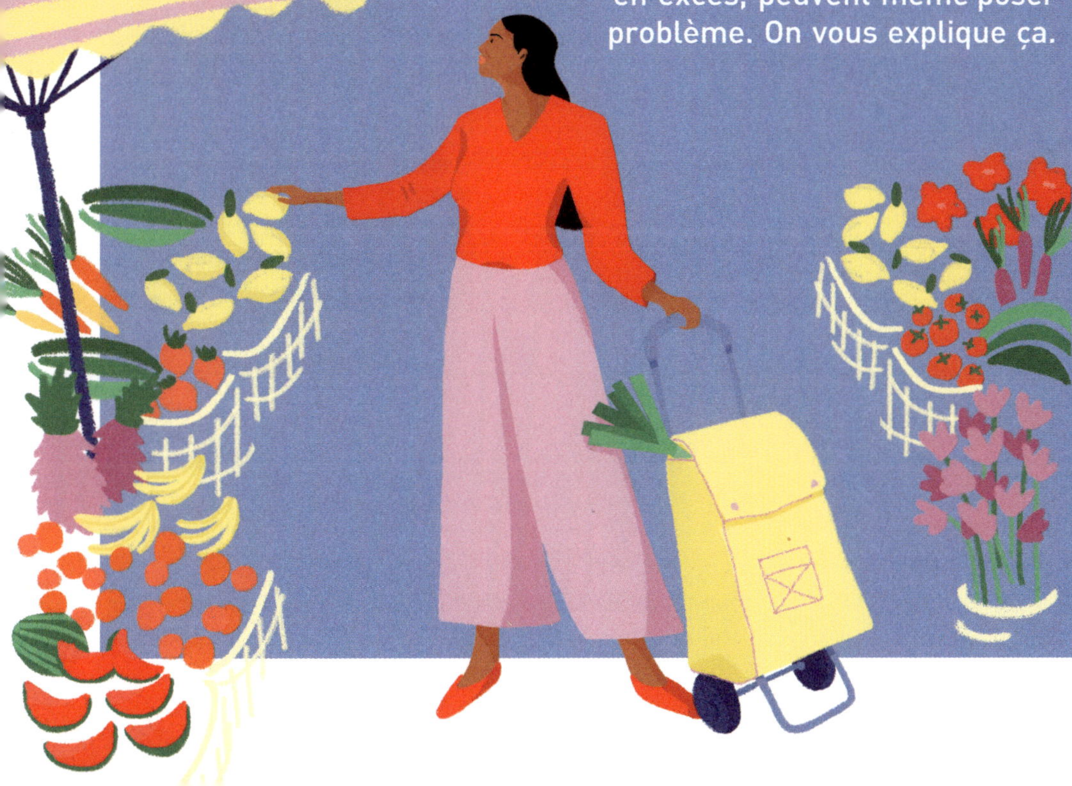

Chapitre 1

Il n'y a pas *un* sucre, mais *des* sucres

Le point commun entre un bonbon, une meringue, un plat de pâtes et un petit salé aux lentilles ? Tous contiennent des sucres. Mais les exemples parlent d'eux-mêmes : il ne s'agit évidemment pas des mêmes !

À quoi servent « les sucres » ?

Notre principale source d'énergie

Les sucres représentent le principal carburant de l'organisme. Ils sont en effet indispensables à la contraction musculaire (dont le cœur !), à notre cerveau (sans lui, difficile de plancher sur nos dossiers). À lui seul, le cerveau monopolise 60 % des ressources en glucose (la seule forme de glucides qu'il puisse utiliser) de l'organisme au repos.

MOINS DE 1 %

C'EST LA QUANTITÉ DE SUCRE EN RÉSERVE DANS L'ORGANISME D'UN INDIVIDU DE 70 KG. C'EST NETTEMENT MOINS QUE LA QUANTITÉ DE PROTÉINES (12 KG ENVIRON), DE GRAISSES (10 % ENVIRON) OU D'EAU (45 %) !

Les « sucres rapides » et les « sucres lents », c'était avant !

Aujourd'hui, on parle de « glucides simples » et de « glucides complexes ». Les glucides « simples » (saccharose, lactose, etc.) sont composés d'« oses » (sucres élémentaires) et l'organisme n'a pas besoin de les décomposer pour les assimiler. Les glucides « complexes » (amidon, fibres, etc.) sont constitués de longues chaînes de molécules, que l'organisme doit scinder en glucides simples avant de les assimiler. C'est pour cette raison que, pendant longtemps, on a estimé que les glucides complexes, qui demandaient plus de travail à l'organisme, diffusaient leur énergie plus lentement au corps. Ce qui n'est pas forcément vrai, nous y reviendrons plus loin !

Que deviennent les sucres dans l'organisme ?

Croquons une part de tarte aux pommes : la digestion des sucres (amidon de la pâte, sucre des pommes, etc.) va être amorcée dès la bouche, par les enzymes de la salive. Les enzymes du pancréas vont ensuite « découper » les amidons en sucres simples (glucose, maltose, etc.) et en dextrines (un autre type de glucides, de la famille des oligosaccharides), puis d'autres enzymes vont prendre le relais et découper maltose et dextrines en glucose : c'est la forme directement assimilable par le corps, qui va pouvoir rejoindre la circulation sanguine et ainsi approvisionner les organes et les muscles en énergie. Il se stocke en partie dans les muscles et dans le foie, sous forme de glycogène (l'équivalent « animal » de l'amidon « végétal »). Ça, c'est pour la partie expliquée de façon très schématique. En effet, le processus ne se résume pas à cela : certains sucres bénéficient du travail d'enzymes dédiés, comme le lactose, qui a besoin de la lactase ; les fibres sont fermentées par les bactéries du côlon, tout comme une partie minoritaire d'amidons dits « résistants » et des *FODMAPs* (voir p. 23) qui ont échappé à la digestion dans l'intestin grêle...

UN PEU DE CHIMIE...

Le sucre de table, ou saccharose, est un disaccharide, constitué de deux molécules liées : une de fructose et une de glucose. À l'inverse, l'amidon, présent dans les légumes secs, par exemple, est un mélange de deux polysaccharides, l'amylose et l'amylopectine (en proportions variables selon les végétaux).

LE CIRCUIT DES GLUCIDES DANS L'ORGANISME

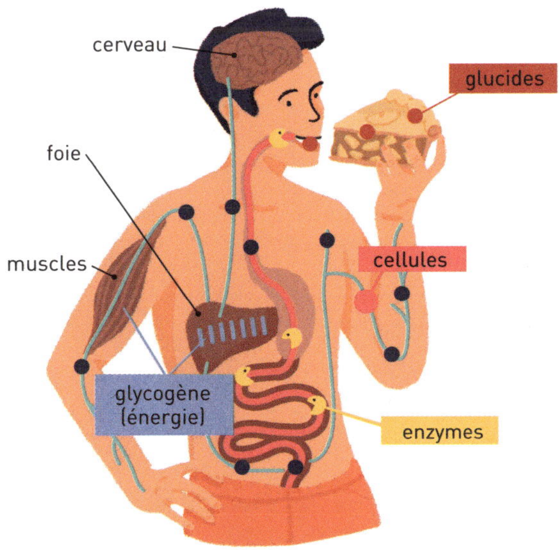

Pourquoi tous les « sucres » ne se valent-ils pas ?

Il y a des « sucres » simples et des « sucres » complexes

Ici un petit point lexical s'impose car, que l'on parle de « sucres » ou de « glucides », on parle de la même chose. En revanche, selon la règlementation française, le mot « sucre » (au singulier) désigne le saccharose. Et quand on parle de « sucres » (au pluriel), on parle de l'ensemble des glucides simples, naturellement présents dans les fruits, les légumes, les produits laitiers et les céréales, ou ajoutés à de nombreux aliments transformés. En fait, il faudrait distinguer les «glucides (ou sucres) simples» des «glucides (ou sucres) complexes». Vous suivez ? Regardons d'un peu plus près.

PRINCIPAUX GLUCIDES SIMPLES	
Nom	**Sources alimentaires**
Glucose	Fruits (surtout raisin), miel.
Fructose	Fruits, miel (acacia), sirop d'agave.
Galactose, lactose	Lait.
Saccharose	Betterave, canne à sucre. Dans une moindre mesure, il est présent dans la majorité des végétaux.
Maltose	Fabriqué par hydrolyse de l'amidon. Et présent dans la bière, par exemple.
Tréhalose	Champignons, algues.

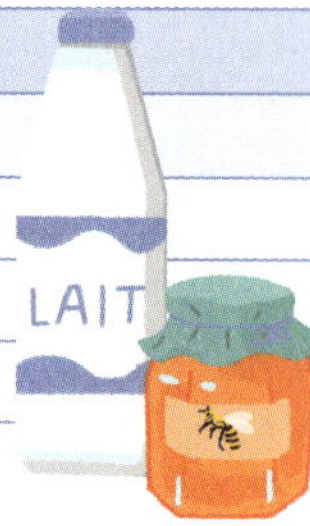

PRINCIPAUX GLUCIDES COMPLEXES	
Nom	**Sources alimentaires**
Amidon	Céréales, légumineuses, tubercules (pomme de terre, patate douce), racines (carotte), fruits amylacés (banane, châtaigne), fruits oléagineux (amande, pignon, noix…).
Fibres (cellulose, hémicelluloses, pectines, inuline…)	Légumes, légumes secs, céréales complètes, fruits, etc.

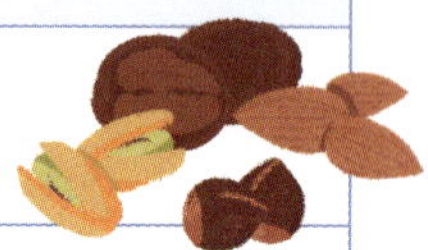

PRINCIPAUX POLYOLS (autre famille de glucides) Ils existent à l'état naturel dans de nombreux végétaux, mais quand ils sont ajoutés dans des produits alimentaires, ils sont extraits de glucides, par divers procédés (fermentation, hydrogénation, etc.).	
Nom	**Sources alimentaires**
Sorbitol	Fruits (pruneaux, poires, abricots secs, cerises, prunes, etc.).
Mannitol	Champignons, algues, principalement (et fabriqué par l'industrie alimentaire à partir de sirop de glucose ou de fructose).
Xylitol	Baies, prunes, champignons ou extrait du bouleau.
Érythritol	Présent dans certains fruits (ou obtenu par l'industrie alimentaire par hydrolyse d'amidon de maïs).

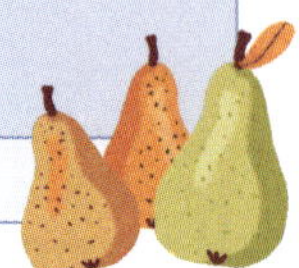

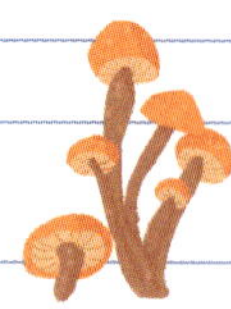

Ils n'ont pas le même pouvoir sucrant

Nous avons l'habitude du pouvoir sucrant du saccharose et c'est grâce à cette référence que nous savons doser la quantité de sucre que nous mettons dans un café ou un yaourt. Ce pouvoir sucrant vient des molécules composant les sucres. Et tous ne sucrent donc pas de la même façon. À quantité égale, le fructose offre une saveur plus sucrée que celle du saccharose (qui sert d'étalon, avec un score 100) ; et la saveur du lactose est moins sucrée que celle du saccharose.

Pouvoir sucrant de différents sucres	
Sirop de glucose	27 à 55
Lactose	30
Galactose	30
Maltose	43
Sorbitol	63
Glucose	70
Saccharose	100
Miel	100
Fructose	110 à 120

(Source : *Cahiers de nutrition et de diététique, Société française de nutrition.*)

IL VAUT MIEUX LE SAVOIR

Si le lait a une saveur plutôt douce, c'est grâce à son lactose. Et les laits « délactosés » ont souvent une saveur plus sucrée : ils sont en effet additionnés d'une enzyme, la lactase, qui va scinder la molécule de lactose en ses deux constituants, le glucose et le galactose, de façon à permettre sa meilleure digestion. Et, par la même occasion, chaque molécule retrouve son pouvoir sucrant, avec un total supérieur à celui du lactose !

Ils n'ont pas le même index glycémique

Quels que soient les aliments glucidiques consommés – bonbons, pâtes, pommes de terre, etc. –, la glycémie (le taux de sucre dans le sang) sera à son maximum environ trente minutes après leur prise. C'est ce qu'on appelle le « pic glycémique », c'est-à-dire la transformation des sucres des aliments en glucose, la seule forme que le sang sait prendre en charge. L'organisme sécrète alors l'insuline, l'hormone chargée de faire pénétrer le glucose dans les cellules : celles des muscles, celles du foie ou celles du tissu adipeux (coucou les bourrelets). La différence, c'est que certains aliments glucidiques élèvent fortement la glycémie, d'autres moins.

C'est quoi, l'index glycémique ?

L'index glycémique (IG) sert à évaluer l'impact des aliments renfermant des glucides sur la production d'insuline de l'organisme. Il prend pour étalon le glucose, qui bénéficie d'un IG de 100. Les aliments dépourvus de glucides (comme les huiles, les viandes, les poissons…) ont un IG de 0. On estime qu'en dessous de 55, un aliment a un IG bas ; entre 55 et 70, un IG moyen ; au-delà de 70, un IG élevé. Plus l'IG est élevé, plus nous devons fabriquer d'insuline. On stocke alors plus facilement, sans parler des autres conséquences d'une production d'insuline en excès sur l'organisme, comme l'inflammation.

Pour s'y repérer en un clin d'œil			
IG zéro[1]	**IG bas (- de 55)**	**IG moyens (55 à 70)**	**IG élevés (+ de 70)**
Toutes les viandes nature (blanches et rouges, crues et cuites, mais toutes sans sauce) Tous les poissons nature (ni panés, ni frits) Œufs Fromages (gruyère, parmesan, comté, camembert, chèvre…) Fruits de mer	Fruits rouges (fraises, framboises, myrtilles…) et la plupart des fruits (pomme, pamplemousse, kiwi, poire, orange…) ainsi que la banane peu mûre (52) Fruits oléagineux nature, non aromatisés (amandes, noisettes, noix, cacahuètes, pistaches…) Légumes secs (lentilles, pois chiches…) Avocat Fromage blanc Chocolat noir à + de 70 % Yaourts Tofu Lait et lait de soja Pain noir Vollkornbrot Flocons d'avoine Céréales complètes : sarrasin, quinoa, riz, épeautre… Sirop d'agave Sirop d'érable Patate douce Pain au levain	Certains fruits bien mûrs et assez sucrés (abricots, cerises, bananes, ananas…) Biscuits « simples » type petits-beurres, sablés nature, etc. Riz blanc Riz basmati Polenta Confiture Pomme de terre vapeur cuite dans sa peau Miel (sauf miel d'acacia, plus bas) Bière Baguette de tradition (57) Pâtes blanches cuites Semoule cuite	Bonbons élaborés (génoises confiturées, biscuits fourrés caramel, etc.) Riz à cuisson rapide (87 !) Céréales de petit déjeuner Pomme de terre en purée Frites Pain de mie blanc Baguette industrielle (78) Galettes de riz (85 !) Biscottes

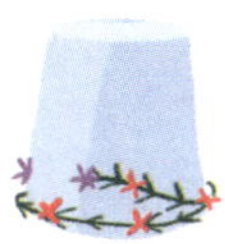

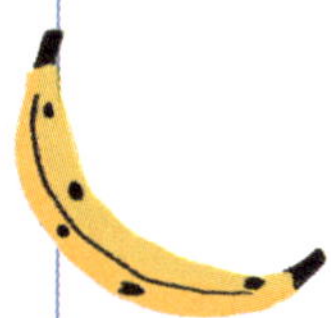

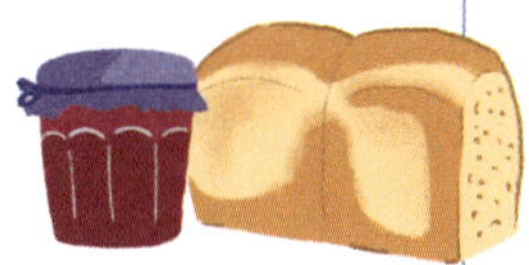

1. À consommer en portions classiques, en association avec d'autres aliments.

Pourquoi faut-il limiter les sucres à IG élevé ?

Dans un premier temps, une glycémie mal équilibrée nuit à notre bien-être au quotidien, en occasionnant fatigue et irritabilité. Si vous avez envie d'une bonne dispute avec votre entourage, faites faire les montagnes russes à votre taux de sucre sanguin ! Mais, plus grave, sur le long terme, il est prouvé que les aliments à IG élevé sont liés à l'apparition du surpoids, du diabète, de maladies cardiaques, d'augmentation du taux de « mauvais » cholestérol, voire de certains cancers.

La glycémie n'aime pas les montagnes russes !

Les sucres à IG élevé provoquent une sécrétion brutale d'insuline, qui va permettre au sucre de pénétrer dans les cellules, et donc d'abaisser le taux de sucre sanguin, là aussi de façon rapide. Or, cette baisse brusque va entraîner une hypoglycémie dite « réactionnelle ». Le résultat, vous le connaissez, c'est cette sensation de fatigue, voire de vertiges ou de tête qui tourne, cette agressivité (non justifiée, précisons-le) et cette envie irrépressible de remanger quelque chose de sucré (l'organisme, pas idiot, sait que c'est ce qu'il faut pour remonter la glycémie). C'est alors la pulsion sucrée, qui nous replonge dans le même schéma : pic d'insuline, baisse de la glycémie. L'avantage de préférer les sucres à IG bas : la glycémie monte doucement et redescend tout aussi doucement, et ne provoque pas d'hypoglycémie...

LE PIC GLYCÉMIQUE APRÈS UN REPAS

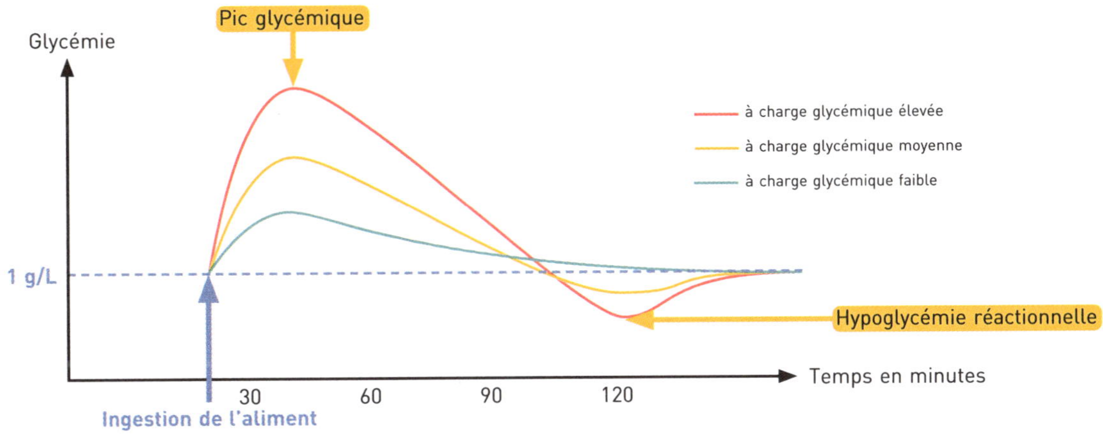

C'EST GRAVE, DOCTEUR ?

J'ai tout le temps soif, dois-je m'inquiéter ?

Le diabète peut se manifester par une sensation de soif permanente. Comme il y a trop de sucre dans le sang, le corps s'adapte et les reins l'éliminent via les urines. Pour cela, le volume d'urine doit donc être augmenté et il nous faut absorber plus de liquide. Ceci dit, rassurez-vous : il est aussi possible d'avoir davantage soif que d'habitude en cas d'atmosphère sèche ou surchauffée (un bureau, par exemple), en cas d'effort physique, ou si vous avez mangé salé, épicé ou sucré au repas précédent !

Une glycémie élevée, c'est le lit du diabète (de type 2)

Le diabète de type 2 se caractérise par une hyperglycémie (trop de sucre dans le sang) présente en permanence. Et il découle directement d'une mauvaise hygiène de vie (pas assez de sport, consommation répétée et excessive de sucres à IG élevé, grignotages…) qui finit par dérégler la sécrétion d'insuline. Le problème, c'est que dans les premières années de la pathologie, ce diabète passe le plus souvent inaperçu[2]. Pour diagnostiquer un diabète, on pratique un dosage de la glycémie à jeun, par prise de sang.

On ne confond pas diabète de type 1 et diabète de type 2 !

Le diabète de type 2 est principalement lié à l'hygiène de vie, tandis que le diabète de type 1 est une maladie auto-immune qui se caractérise par la destruction des cellules du pancréas chargées de sécréter l'insuline. C'est pour cela que le diabète de type 2 touche essentiellement les adultes (à force d'une alimentation trop riche et d'une activité physique trop faible) bien que les enfants soient désormais de plus en plus concernés !

Sa glycémie, il faut la connaître !

Chacun devrait faire une prise de sang régulièrement pour surveiller sa glycémie, tous les trois ans en général, et tous les ans en cas de facteurs de risque (surpoids, hypertension, hypercholestérolémie), d'antécédents familiaux, chez les femmes ayant eu un diabète gestationnel ou un bébé de plus de 4 kg, et globalement, après 45 ans.

IL VAUT MIEUX LE SAVOIR

Valeurs de glycémie (à jeun)

- **Entre 0,7 et 1,1 g/L : tout est normal**
- **Entre 1,1 et 1,26 g/L : hyperglycémie modérée, état pré diabétique**
- **Supérieure à 1,26 g/L deux fois de suite : diabète**
- **Supérieure à 2 g/L une seule fois : diabète**

2. On s'en aperçoit souvent à la suite d'une prise de sang de contrôle. Souvent, un surpoids amène le médecin à demander un contrôle des paramètres métaboliques en général (cholestérol, triglycérides, etc.).

Les aliments à IG élevé, on y a quand même droit ?

Défilent devant vos yeux vos péchés mignons : meringues, guimauves enrobées de chocolat, Mont-Blanc à la crème de marron, crème glacée... Finis, interdits pour la vie ? La réponse est non, rassurez-vous. Simplement, on n'en mange pas n'importe quand n'importe comment !

Est-il possible de moduler l'IG d'un aliment ?

Oui, tout simplement en le consommant avec d'autres aliments dont les nutriments (protéines d'une viande blanche, fibres de légumes crus et cuits, graisses d'assaisonnement) vont permettre de limiter l'impact sur la glycémie. Les alliées principales : les fibres, qui ralentissent la vidange de l'estomac, donc l'assimilation des sucres. Concrètement, elles forment une sorte de gel dans lequel sont piégés aussi bien les sucres que les graisses, et dont nos enzymes digestives mettront plus de temps à les extraire. En pratique, pour limiter l'impact d'une pâtisserie, par exemple, mieux vaut la manger à la fin d'un repas (crudités + portion de viande maigre ou de poisson et légumes verts) que seule en plein milieu de journée.

C'est IG bas, je peux en manger autant que je veux ?

Certainement pas. Par exemple, charcuteries, viandes rouges ou encore fromages ont un IG bas, voire de zéro, or ils sont aussi salés, gras et caloriques. Il faut aussi prendre en compte la façon dont un aliment est préparé. Par exemple, qu'elle soit vapeur, frite ou en purée, la pomme de terre n'a pas le même IG. En cause : les différences de température de cuisson, et le niveau de transformation (entière, écrasée...). Précision : si la chips a un IG bas, c'est qu'elle est accompagnée de graisse. N'y voyez pas l'occasion d'en manger matin, midi et soir !

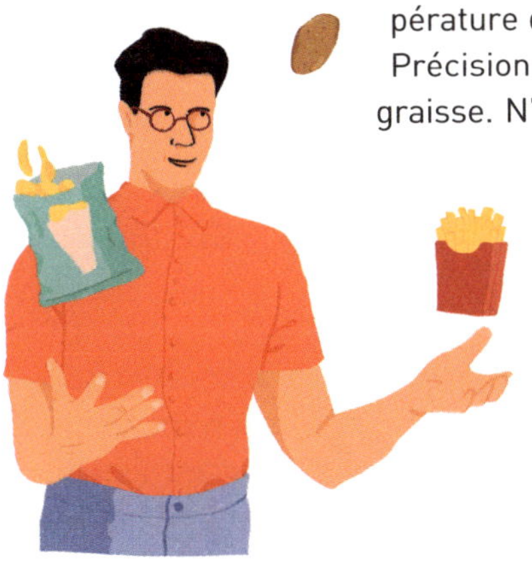

La pomme de terre aux multiples IG !	
Mode de préparation de la pomme de terre	**IG**
Au four	95
En purée	83
En frites	82
En robe des champs	65
Chips	54

La charge glycémique, un outil plus complet (mais plus compliqué)

La limite de l'index glycémique : il ne prend pas en compte la quantité d'aliments que vous mangez. La charge glycémique, en revanche, prend en compte la quantité de glucides présents dans la portion, et constitue un outil plus complet. Mais, en pratique, elle est plus longue à calculer. Elle s'obtient en multipliant l'IG d'un aliment par la quantité de glucides disponibles dans une portion, puis en divisant par 100. Le résultat permet d'en estimer le niveau :

- basse : moins de 10 ;
- modérée : entre 11 et 19 ;
- haute : à partir de 20.

La charge glycémique des pâtes

Par exemple, les pâtes cuites ont un IG de 65 et contiennent 26 g de glucides pour 100 g.

- Vous en mangez une portion de 150 g. La charge glycémique est de : (26 x 1,5) x 65/100 = 25,4. C'est une charge glycémique élevée.
- Vous vous servez une généreuse portion de 300 g. L'IG est toujours de 65, mais la charge glycémique est de : (26 x 3) x 65/100 = 50,7. C'est énorme !

Ça oui, ça non !

Ça oui : Riz basmati *al dente* : 58
Ça non : Riz précuit trop cuit : 87

Le riz basmati, et encore plus s'il est cuit *al dente*, présente un IG inférieur à celui des autres riz précuits. La raison : son amidon est majoritairement composé d'amylose (forme d'amidon digéré lentement, contrairement à l'amylopectine, rapidement digérée). Quant au riz à cuisson rapide ou précuit, son prétraitement rend son amidon très rapidement assimilable.

Ça oui : Baguette de tradition : 57
Ça non : Baguette industrielle : 78

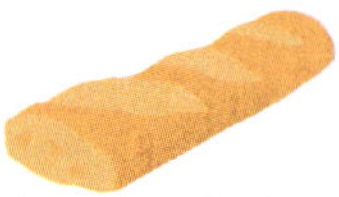

Farine raffinée dépourvue de fibres, levure : la baguette industrielle est un pain blanc, avec un IG élevé. Pétries et cuites lentement, les baguettes « de tradition » ont un IG inférieur (et sont franchement meilleures au plan gustatif !).

Ça oui : Chocolat à 70 % : 41
Ça non : Bonbons gélifiés : 94

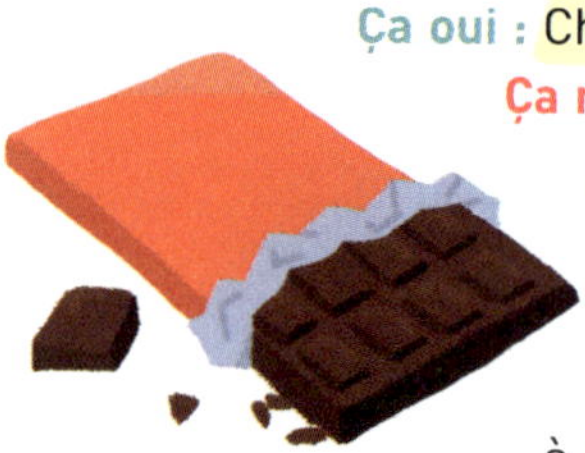

En termes d'IG, c'est le chocolat qui gagne ! Il est, certes, plus calorique que les bonbons (550 calories environ contre 380), mais son mélange de lipides, protéines, fibres et sucres fait que son IG est inférieur à celui des bonbons, composés en quasitotalité de sucre (et souvent de glucose, à IG très élevé).

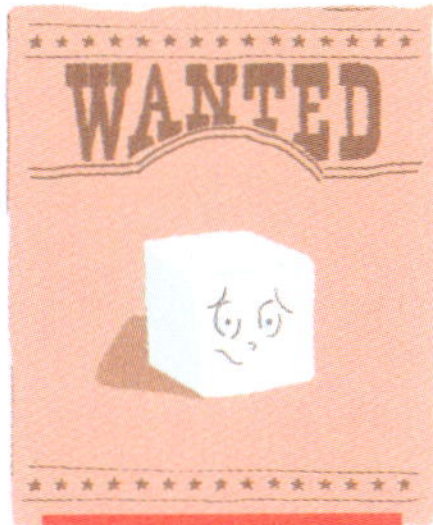

Chapitre 2

Pourquoi le sucre est-il devenu l'ennemi de notre santé ?

Aujourd'hui, le sucre est partout : depuis le petit carré de sucre blanc plongé dans notre café du matin (mais là, on le voit) jusqu'à certaines boîtes de conserve, en passant par des charcuteries (où il est bien caché !), on ne passe pas une journée sans lui. Il faut dire que ses rôles sont nombreux… et ses effets sur la santé, aussi.

Les superpouvoirs du sucre

Il conserve les aliments

Fruits au sirop, confitures, gelées, fruits confits, pâtes de fruits… À l'origine, ces recettes de grands-mères n'avaient pas seulement pour but d'être gourmandes, elles se voulaient des moyens de conservation pour les fruits cueillis l'été en abondance, afin de les consommer tout au long de l'année, surtout pendant les saisons froides dépourvues de récoltes. Le sucre possède en effet un pouvoir hygroscopique (il absorbe l'eau). Une fois dissous, le sucre se lie aux molécules d'eau des aliments et les rend ainsi imperméables au développement de micro-organismes. Mais pour que cette conservation soit efficace, elle nécessite une certaine concentration en sucre : si vous avez

UN PEU D'HISTOIRE

Pendant longtemps, seul le miel fut utilisé par nos ancêtres. La canne à sucre, connue dès l'Antiquité, restait une denrée rare et onéreuse, tout comme les épices. Après la découverte des Amériques, les plantations de canne à sucre s'installent aux Antilles, puis en Amérique du Sud. Suite au blocus anglais au début du XIXe siècle, empêchant l'arrivée du sucre de canne, Napoléon incite la culture de betteraves sucrières en métropole. La première usine apparaît en 1811… la suite, on la connaît !

déjà essayé de réaliser des confitures en réduisant drastiquement la quantité de sucre, vous avez sans doute constaté le développement de moisissures au bout de quelques semaines ou quelques mois.

Il rend tout trop bon (et c'est bien le problème !)

Comme le sel, le sucre est un formidable exhausteur de goût, et c'est bien pour cela que les industriels en usent et en abusent, en particulier dans les produits de basse qualité. Imaginez un plat de ravioli en boîte : prenez des ingrédients peu goûteux, des tomates pas très mûres, ajoutez de l'eau (les produits bas de gamme en contiennent souvent beaucoup, c'est même parfois le premier ingrédient listé de leur composition). Il faut bien ajouter un petit quelque chose pour doper tout ça, n'est-ce pas ? Un peu de sel, un peu de sucre, un peu de gras, et le tour est joué, l'aliment paraîtra bien plus attractif à nos papilles. Idem pour un chocolat « de base » : s'il est préparé avec peu de pâte et de beurre de cacao, onéreux, il faut le rendre plus savoureux en ajoutant davantage de sucre.

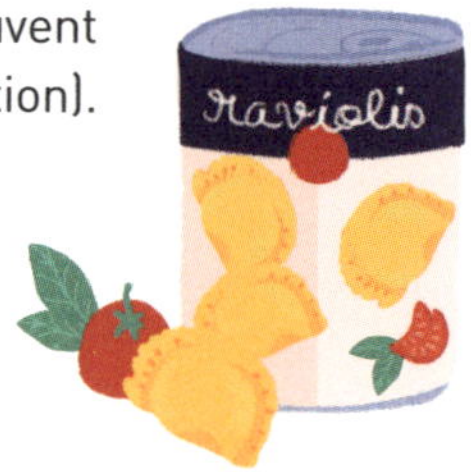

SI C'EST SUCRÉ, ÇA DOIT ÊTRE BON ?

Les goûts des aliments joueraient aussi un rôle dans la survie de l'espèce. Les saveurs amères trahissent en effet souvent des composés toxiques, alors que la saveur sucrée (tout comme l'aspect gras) indique des aliments comestibles, mûrs, sources de nutriments et donc de calories, essentiels à la survie. (Mais ceci n'est pas une raison pour dire que vous n'avez pas pu résister à cette tarte au chocolat, parce que votre côté animal a pris le dessus, d'accord ?)

Pourquoi on n'y résiste pas ?

Une attirance qui vient de loin

Si nous ne sommes pas capables de résister au sucre, nous n'y sommes finalement peut-être pas pour grand-chose. Cette attirance nous viendrait en effet de loin. *In utero*, le bébé semble déjà percevoir chez sa mère la diminution de la glycémie et la sensation de faim qui en résulte, puis l'apaisement lié à la prise alimentaire. Nous serions ainsi conditionnés, bien avant la naissance, à associer le sucre, qui permet de retrouver au plus vite le niveau initial de la glycémie, à une sensation agréable, après sa consommation. Dès sa naissance, le nourrisson semble aussi éprouver une attirance innée pour le goût sucré. Des tests réalisés ont montré que quelle qu'ait été l'alimentation de leur mère, les bébés à qui on faisait goûter un liquide sucré réagissaient toujours par une mimique de plaisir.

Un plaisir qui nous rend accro ?

Pourquoi est-il si difficile de s'arrêter quand on commence ?

Tous ceux qui ont eu un jour une boulimie de sucré le savent : impossible de s'arrêter, alors qu'on sait parfaitement que cette pulsion n'a rien de logique. Ce qui se passe ? Quand le sucre arrive dans le sang, l'insuline sécrétée favorise l'entrée du tryptophane dans le cerveau, un acide aminé qui sert à fabriquer de la sérotonine, hormone dite « du bien-être ». En parallèle, les hormones de stress diminuent, le tout concourant à un effet apaisant immédiat. Et on avale ces tartines de confiture, encore et encore... Le problème, c'est qu'à force, le résultat se voit sur la balance : ce sont les fameux « kilos émotionnels », cette prise de poids complètement dépendante de nos prises alimentaires liées à des stress ou baisses de moral.

Est-il aussi addictif qu'une drogue ?

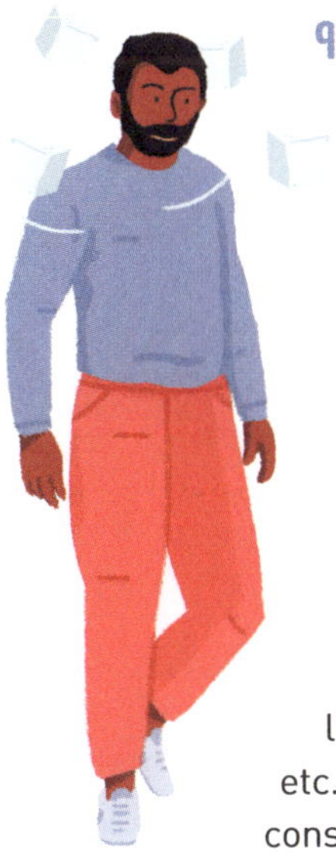

Au niveau neurobiologique, le sucre active ainsi le « circuit de la récompense », un système lié aux sensations de plaisir et de satisfaction, et impliquant la production de différents neuromédiateurs (la dopamine procurant motivation et euphorie, GABA[3] aux effets apaisants, la sérotonine...). Et c'est ce que font également la nicotine, l'alcool, le cannabis, la cocaïne, etc. Drogues et sucre peuvent ainsi constituer deux sources d'addiction, reconnaissable à la perte de contrôle qu'elle entraîne et aux efforts répétés pour stopper sa consommation. Heureusement, côté sevrage, arrêter le sucre n'a rien à voir avec l'arrêt des opiacées...

ON SE DIT TOUT

Chez les rats, le sucre est une drogue !

Des travaux du chercheur Serge Ahmed, directeur de recherche au CNRS, montrent que le sucre pourrait être plus addictif que la cocaïne et l'héroïne, en tout cas sur les rats de laboratoire qu'il a soumis à une expérience : après avoir été habitués à ces drogues, au point de pouvoir parler d'addiction, ces derniers devaient choisir entre une solution d'eau sucrée ou une dose de cocaïne. À 90 %, ils optaient pour l'eau sucrée. On peut donc penser que le pouvoir addictif du sucre était supérieur à celui de ces drogues que l'on ne peut pas vraiment qualifier de douces !

3. Acide γ-aminobutyrique, de l'anglais *gamma-aminobutyric acid*. C'est un neuromédiateur aux effets inhibiteurs (c'est-à-dire apaisants) du système nerveux central.

25g par jour, c'est le max (et ce n'est pas beaucoup) !

Selon l'OMS (Organisation mondiale de la santé), les « sucres libres », c'est-à-dire ajoutés par le consommateur ou l'industriel dans les aliments, ainsi que ceux naturellement présents dans le miel, les sirops et les jus de fruits, ne devraient pas dépasser 10 % de la ration énergétique totale, soit 50 g (ou un peu plus de 8 morceaux) par jour pour une personne consommant 2000 calories. (Les sucres contenus dans les fruits, les légumes entiers et les laitages ne sont pas concernés par cette définition.) L'OMS ajoute même qu'il serait préférable, pour la santé, de réduire cet apport à moins de 5 % de la ration énergétique totale, soit 25 g. Quand on voit les teneurs en sucres de certains aliments, autant vous dire que la quantité est vite atteinte.

IL VAUT MIEUX LE SAVOIR

Combien de sucre dans...

1 cannette de soda au cola (33 cl)	35 g
1 barre chocolatée « fourrée caramel et confiserie » (51 g)	31,5 g
1 moelleux au chocolat individuel (100 g)	27 g
1 part de tarte au citron meringuée (80 g)	25 g
1 crème dessert au chocolat (125 g)	22 g
1 cône de glace vanille (64 g)	19 g
1 verre de jus de fruits (20 cl)	18 g
1 yaourt aux fruits (125 g)	15 g
2 goûters fourrés au chocolat (40 g)	13,4 g
40 g de grains de maïs soufflés au miel pour le petit déjeuner	11 g
3 biscuits type génoise confiturée (20 g)	10,5 g
2 cuillères à soupe de sauce soja sucrée (30 ml)	6 g
1 carré de chocolat au lait (10 g)	4,9 g
1 carré de chocolat à 70 % (10 g)	2,7 g

Peut-on vivre sans sucre ?

Sans « sucre » simple (c'est-à-dire tel qu'ajouté dans notre café, des gâteaux ou de la confiture), la réponse est oui, absolument ! En revanche, les glucides complexes (céréales, légumes secs, etc.) sont indispensables à une alimentation saine. Certains régimes en font abstraction ou les limitent drastiquement : les diètes *Low Carb* (qui limite les glucides à environ 100 g par jour), cétogène (qui les limite à 20/50 g par jour), protéiné, Atkins... Il ne s'agit pas de modes d'alimentation que l'on peut adopter au quotidien au long cours : nous sommes humains et oublier toute douceur n'est pas tenable sur le long terme ! Bilan des courses ? Mieux vaut en manger moins que de l'éliminer complètement.

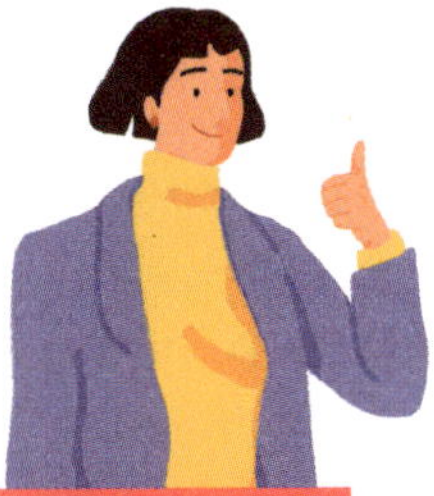

Chapitre 3

On a tout à gagner à limiter le sucre

Une vie sans macarons, sans chocolat aux noisettes et pointe de sel, sans confiture et sans crêpes au sucre, franchement, ça ne fait pas rêver. Pourtant, limiter le sucre et les glucides à IG élevé, ça n'a que des avantages sur le plan de la santé. Et c'est quand même le plus important !

On se sent mieux

On stocke moins

On ne va rien vous apprendre : les aliments contenant du sucre ajouté sont caloriques, qu'il s'agisse des boissons, des gâteaux, des bonbons ou encore des crèmes glacées « tourbillon caramel et morceaux de cookies ». Les supprimer de l'alimentation et les remplacer par des laitages et des fruits ne peut que réduire l'addition calorique. Mieux : en évitant les pics d'insuline (chargée rappelons-le de favoriser le stockage dans les cellules), l'organisme stocke moins. Ainsi, à calories égales, un repas composé d'aliments à IG bas sera moins stocké que s'il est composé d'aliments à IG élevé. Magique, non ?

On est moins sujet aux fringales et aux pulsions

À force de solliciter l'insuline, vous le savez maintenant, on crée des hypoglycémies. Ces dernières créent des besoins irrépressibles de manger (et rarement de jolis bâtonnets de concombre ou de croquants petits bouquets de chou-fleur). Elles nous poussent plutôt vers des aliments énergétiques (gras et sucrés), et comme il est compliqué de s'arrêter à deux cacahuètes caramélisées ou un carré de chocolat, on effectue un pillage en règle de la tablette ou du sachet. L'addition calorique peut ainsi vite être énorme.

On retrouve une jolie peau : fini les imperfections !

Pensez-vous qu'une barre biscuit-caramel-chocolat prenne soin de votre peau ? La réponse est toute entendue. Tout d'abord, dans ce type de produits, le sucre ne sort jamais sans ses meilleurs amis : les graisses et les additifs (colorants, conservateurs, émulsifiants, etc.). Ces toxines surchargent les organes émonctoires (filtres de l'organisme) chargés de les traiter : le foie, les reins, les intestins, les poumons, et... la peau. En outre, consommant des sucres à IG élevé, l'insuline augmente. Et cette sécrétion s'accompagne d'une production de sébum, ce film lipidique sécrété par les glandes sébacées de la peau pour la protéger du dessèchement. Or sébum + cellules mortes = terrain idéal pour l'apparition de boutons ! Enfin, le sucre en excès est responsable d'une réaction au niveau des tissus (de l'organisme en général, et donc de la peau), que l'on nomme « glycation ». Elle consiste en une altération et un durcissement des fibres de collagène et d'élastine présentes dans le derme, qui lui donnent son élasticité et sa tonicité. Pour résumer, un excès de sucre se traduit, au niveau de la peau, par des boutons et un vieillissement prématuré.

On gagne en énergie

En privilégiant une alimentation à IG bas, on évite les pics d'insuline et les fameuses hypoglycémies, accompagnées de leurs coups de barre. Ainsi, on conserve une énergie stable tout au long de la journée et on ne se ramollit plus après le déjeuner. Cerise sur l'oreiller : on dort mieux ! Une toute récente étude a montré qu'une alimentation riche en sucres ajoutés et à charge glycémique élevée favorisait les risques d'insomnies. L'explication avancée par James Gangwisch, professeur de psychiatrie à l'Université de Columbia et auteur de l'étude : les hypoglycémies réactionnelles peuvent s'accompagner d'une libération d'adrénaline ou de cortisol, des hormones de stress et de réveil. Enfin, on gagne aussi à éviter, au dîner, la combinaison d'aliments sucrés et gras : leur digestion longue demande beaucoup d'énergie à l'organisme, ce qui nuit à la qualité et à l'effet réparateur du sommeil.

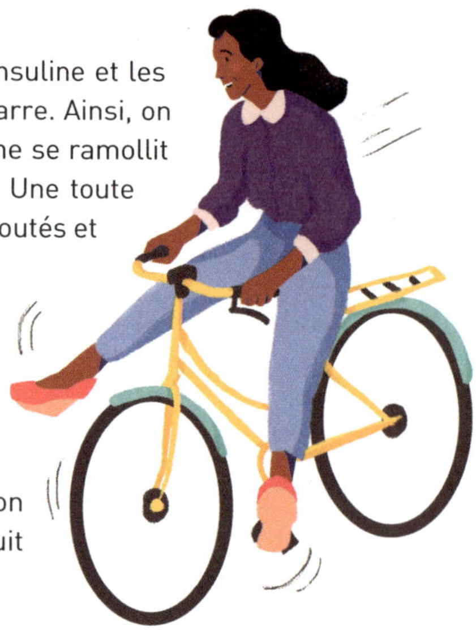

On est de meilleure humeur

Nous l'avons vu, les glucides favorisent l'entrée du tryptophane dans le cerveau. Cet acide aminé présent dans l'alimentation est précieux, car il sert à fabriquer de la sérotonine, l'hormone du bien-être. Précisons maintenant que l'opération sera réussie en choisissant des glucides à IG bas. À l'inverse, en optant pour des aliments à IG élevé, c'est la porte ouverte aux hypoglycémies et aux humeurs grincheuses, parce qu'on se sent à fleur de peau (et en quête de quelque chose à se mettre sous la dent). Différentes études menées au cours des dernières années tendent même à montrer qu'une alimentation à index glycémique élevée était associée à une plus grande incidence de dépression. En cause, l'inflammation générée par une alimentation à IG élevé, qui favoriserait les états dépressifs ; ou une résistance à l'insuline, que l'on retrouve également chez des dépressifs. Bref, si les mécanismes ne sont pas parfaitement élucidés, on a tout à gagner à manger IG bas et moins sucré !

On digère plus facilement

Si vous souffrez en permanence de troubles digestifs ou du transit, sans vraiment savoir pourquoi, il est possible que la cause en soit… le sucre. En excès, il favorise en effet les fermentations intestinales et la dysbiose (développement de bactéries ou de levures pathogènes), ce qui aboutit à des ballonnements et autres troubles du transit. Faites un test en réduisant massivement les sources de sucre pendant 48 h et observez : si vous retrouvez un ventre plat et une paix digestive, c'est que vous consommez probablement trop de sucre.

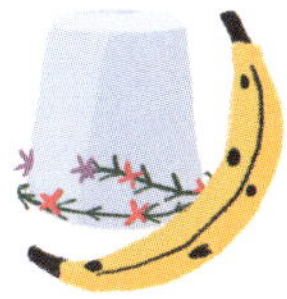

Le cas des FODMAPs

Ventre gonflé après chaque repas, ballonnements perpétuels ? Ces troubles peuvent venir d'une consommation excessive de certains types de sucres naturellement présents dans l'alimentation : les *FODMAPs* (*Fermentable Oligo-, Di-, Mono-saccharides And Polyols* ; en français : oligosaccharides, disaccharides, monosaccharides et polyols fermentescibles[4] par la flore intestinale). Il s'agit de glucides difficilement absorbés par l'intestin grêle, qui finissent donc par fermenter et créer des gonflements, des douleurs. Ils sont présents dans le lait (lactose), dans certains fruits (le fructose en excès, notamment, ainsi que les polyols), certains légumes comme les champignons, légumes secs, salsifis, choux de Bruxelles (oligosaccharides, polyols…). Bonne nouvelle, ceci dit, nous avons chacun un seuil de tolérance personnelle, ce qui permet d'en manger de petites quantités, même en cas d'intolérance.

IL VAUT MIEUX LE SAVOIR

Polyols : gare aux effets laxatifs

Les polyols (l'érythritol, l'isomalt, le lactitol, le maltitol, le sorbitol et le xylitol) sont des édulcorants utilisés par l'industrie dans certains aliments allégés en sucres (chewing-gums, biscuits, chocolat…). Il s'agit de glucides spécifiques, peu digestes, qui ne sont que partiellement absorbés par l'intestin grêle : la partie restante est fermentée dans le côlon, ce qui peut occasionner ballonnements et diarrhées. Les produits qui en contiennent doivent ainsi mentionner sur l'emballage « Une consommation excessive peut avoir des effets laxatifs ».

4. Qui ont la capacité d'être fermentés.

On tombe moins facilement malade

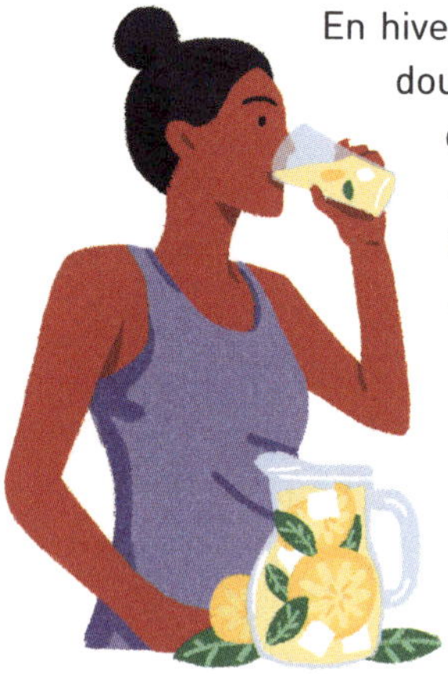

En hiver, le froid nous donne souvent envie de manger davantage, et surtout des douceurs. De quoi nous donner des forces, non ? Et pourtant, c'est le contraire qui se produit. En excès, le sucre raffiné favorise l'inflammation. Il crée aussi des déséquilibres au niveau de l'intestin – organe majeur du système immunitaire qui rassemble 70 à 80 % des cellules de défense –, mettant ainsi à mal nos barrières de protection. Enfin, il semblerait que les globules blancs soient moins efficaces dans les quelques heures qui suivent l'ingestion de sucre. Donc, pour mieux résister aux petits maux de l'hiver, autant limiter le sucre sous forme de gâteaux ou de pains fourrés à la confiture, et préférer le sucre naturellement contenu dans (au choix) un kiwi (IG bas, fibres, antioxydants et vitamine C à gogo) ou un yaourt (source de probiotiques bénéfiques à la flore) : là, vous tenez de véritables alliés des défenses immunitaires !

On préserve sa santé à long terme

On améliore ses paramètres biologiques

Premier bénéfice d'une glycémie stable : la baisse du risque de diabète de type 2. Mais ce n'est pas tout ! Même si elle n'est pas la seule en cause, une alimentation riche en sucres a une influence sur le taux de cholestérol. Des études ont en effet montré que les personnes qui consomment beaucoup de sucres ajoutés ont un taux de cholestérol HDL (le « bon », celui qu'on cherche à augmenter) plus bas que les personnes qui en consomment peu, ainsi qu'une augmentation des triglycérides. Et chez les femmes, le cholestérol LDL (le « mauvais ») augmente également.

On limite l'inflammation des cellules

Une alimentation trop riche en sucres, en aliments raffinés, transformés, augmente la formation de radicaux libres (voir encadré) et donc une inflammation chronique. Et qui dit inflammation chronique, dit aussi augmentation d'à peu près toutes les pathologies : maladies cardiovasculaires, mais

C'EST QUOI, LES RADICAUX LIBRES ?

Il s'agit d'atomes ou de molécules dotés d'un électron libre (non attaché à un autre). Instables, ils sont produits en permanence dans l'organisme sous l'influence de l'oxygène, et contribuent au vieillissement inexorable des cellules : peau, cœur et artères, cerveau, yeux, articulations, ADN... Leur effet peut être contré par les antioxydants (dans les fruits, légumes...), mais leur production peut aussi être augmentée par différents facteurs : le stress, la pollution, la prise de médicaments... et l'alimentation.

aussi articulaires. Une alimentation à charge glycémique basse exerce au contraire des effets anti-inflammatoires. On pointe aussi la responsabilité du sucre dans certaines pathologies graves comme les cancers, en favorisant la production des IGF-1, des facteurs de croissance qui augmentent la prolifération des cellules, y compris cancéreuses.

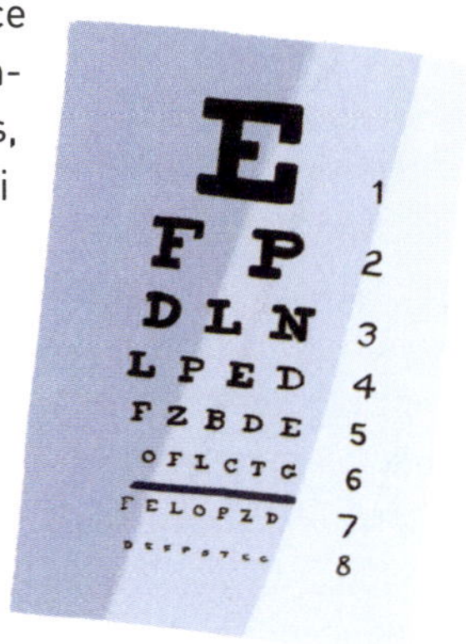

On prévient les troubles de la vue

Quand il est présent en excès dans le sang, le sucre conduit à l'épaississement et au durcissement des vaisseaux sanguins. Ceux du corps dans son intégralité, et donc aussi ceux, fins et fragiles, qui irriguent l'œil. Ceci explique que les diabétiques ont tendance à développer des cataractes ou des glaucomes de façon plus précoce que les autres individus. Pour une bonne vue, les sources d'antioxydants (carottes, myrtilles, épinards et autres légumes à feuilles vert foncé, poissons gras sources d'oméga-3…) sont infiniment préférables aux guimauves et caramels au beurre salé.

On réduit le risque de maladie du foie gras, la NASH

La NASH (*Non Alcoholic SteatoHepatitis*, ou stéatohépatite non-alcoolique) toucherait en moyenne 20 à 40 % des adultes. Au début, on parle de « maladie du foie gras non-alcoolique » (NAFLD), qui se traduit par une infiltration du foie par les graisses. Si elle n'est pas prise en charge à temps, elle peut se transformer en NASH, forme plus grave, puis en cirrhose, voire cancer, en dernier stade. Pour conserver un foie en bonne santé, ou enrayer une NAFLD et l'empêcher de se changer en forme plus grave, deux leviers : l'alimentation et l'activité physique. Et vous vous doutez de ce qui va suivre : une alimentation à IG bas et une réduction des sucres ajoutés favorisent l'allègement du foie en graisses, ainsi qu'une baisse du taux d'alanine aminotransférase (ALAT), enzyme caractéristique d'une atteinte hépatique.

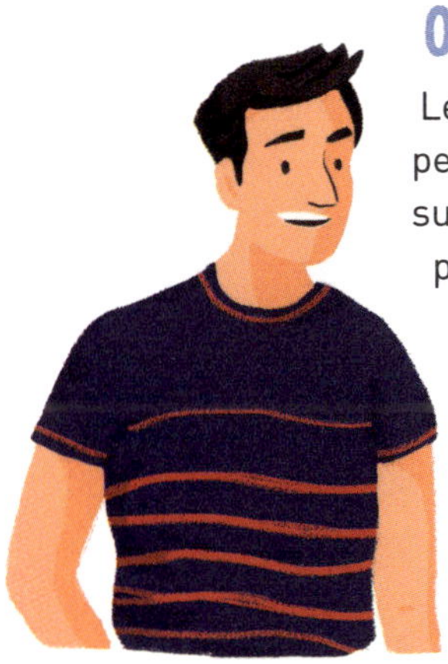

On améliore sa santé buccodentaire

Les bonbons donnent des caries, on vous le répète depuis que vous êtes tout petit. Ce qui se passe ? Après chaque repas, un film alimentaire se dépose sur les dents. S'il n'est pas éliminé par un brossage, il va être colonisé par les bactéries de la salive. En se nourrissant de sucre, ces bactéries vont se multiplier au niveau de la plaque dentaire, libérer des acides qui vont fragiliser l'émail, et former une carie (ou provoquer des maladies des gencives). Et si tous les sucres sont cariogènes, qu'il s'agisse de glucose, de fructose ou de l'amidon cuit des pâtes ou du pain, c'est bien le saccharose qui l'est le plus. À noter : les diabétiques sont plus sujets aux infections buccodentaires, à cause d'une salive plus sucrée et d'une moins bonne résistance aux infections.

On rééquilibre le microbiote (et on lutte contre les candidoses)

L'excès de sucre favorise les fermentations intestinales, les ballonnements et la dysbiose (développement de bactéries ou de levures pathogènes). L'une de ces dernières pose particulièrement problème. Il s'agit du *Candida albicans*, naturellement présent dans notre microbiote, où il a une utilité. S'il baigne dans un milieu trop riche en sucre et trop acide, il prolifère rapidement. Il peut alors tapisser la paroi intestinale et empêcher l'assimilation de certains nutriments, ou favoriser une porosité intestinale et générer des sensibilités alimentaires… Il provoque aussi des troubles digestifs (aigreurs, ballonnements, alternance de diarrhées et de constipation…), de la fatigue, de la déprime… Mais surtout, pour lui permettre de continuer à se développer, il nous conduit à des pulsions sucrées ! Pour se protéger du *Candida albicans*, il est indispensable de manger moins de sucre, moins de produits raffinés (pâtes, pain et riz blanc) et plus de légumes, riches en antioxydants.

On rétablit notre équilibre acidobasique

L'équilibre acidobasique du corps fait partie des grands équilibres garants de son bon fonctionnement. Pour cela, l'organisme possède un pH idéal qui lui permet de fonctionner au mieux de ses capacités et d'éviter de développer divers troubles ou maladies : 7,4 (7 étant considéré comme neutre, 1 étant très acide et 14 très basique). Or, notre corps est mis à mal par l'acidité de certains aliments, encore plus s'ils sont consommés en excès : viandes, poissons, produits industriels, alcool, café et, vous vous en doutez, sucres et céréales raffinés… Il doit alors piocher dans ses réserves en minéraux, d'où une déminéralisation (ce qui prépare le terrain à l'ostéoporose). L'acidité excessive favorise aussi un ralentissement du fonctionnement de l'organisme avec, à la clé, une fatigue accrue, un déséquilibre de la flore intestinale, des troubles du système nerveux… En consommant moins de sucre et plus de végétaux et de produits bruts, naturels, on rétablit l'équilibre acidobasique.

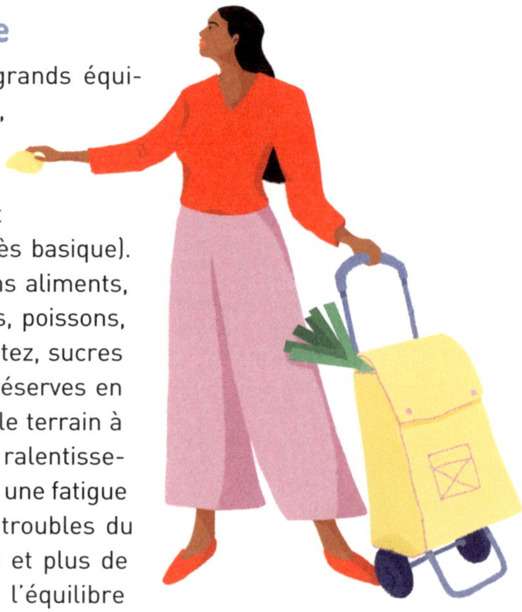

L'ordonnance santé

Le sucre, ou plutôt les sucres, ne sont donc pas si blancs ou si noirs. Les 5 points essentiels à retenir.

1. ***On choisit prioritairement des aliments à index glycémique bas, ou modéré :*** les fruits et légumes frais, les légumes secs, les céréales complètes… Pour en faire des menus équilibrés, on les associe à des protéines (viande, poisson, œuf…) et un peu de matières grasses.
2. ***Certains aliments sont des faux amis :*** le riz blanc et les pâtes non-complètes, par exemple, ont un IG très élevé, encore plus que celui du sucre. Et d'autant plus s'ils sont très cuits. On surveille donc toujours la cuisson : pour le riz et les pâtes, c'est *al dente* !
3. ***On limite les aliments à IG élevé (sucreries, gâteaux…).*** Et on fait baisser cet IG en les associant à d'autres aliments à IG bas. Une pâtisserie aura un impact moindre sur la glycémie si elle est mangée en dessert à la fin d'un repas contenant des légumes et des protéines, que si elle est avalée seule en plein milieu de journée.
4. ***On veille à la charge glycémique du repas et donc aux quantités :*** un aliment a beau avoir un IG bas, on n'en mange pas non plus à volonté. Rappelons qu'une portion individuelle « classique » de pâtes ou de riz, c'est 60 à 80 g avant cuisson.
5. ***On se limite à 25 g de sucres libres par jour, la quantité recommandée par l'OMS.*** Par sucres libres, on entend les sucres que nous ajoutons nous-mêmes (ou que l'industrie ajoute) aux aliments, ainsi que ceux naturellement présents dans le miel, les sirops et les jus de fruits.

Partie 2

Le coaching de Dr.Good!

On vous a convaincu de l'intérêt de réduire votre consommation de sucreries et d'aliments raffinés ? Très bien ! Maintenant, on vous explique comment faire, en pratique, sans y perdre votre latin (ni le plaisir de la gourmandise) !

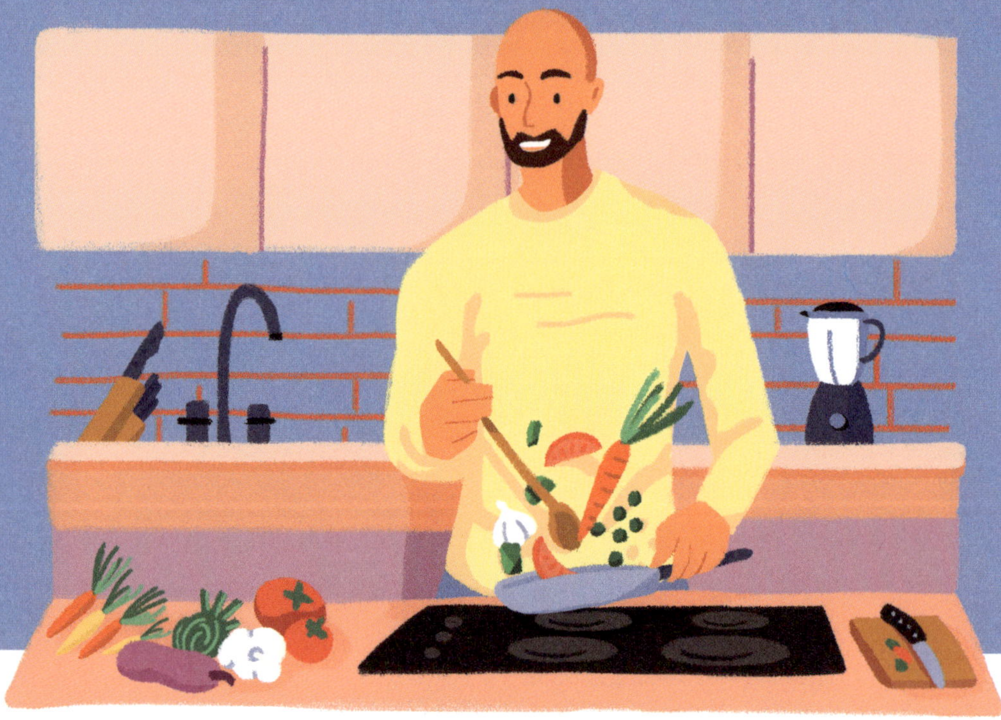

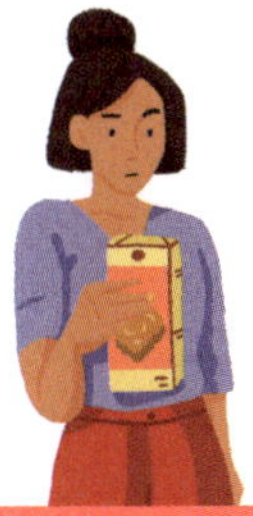

Chapitre 1

On ouvre l'œil en faisant ses courses

À référence égale, certains produits peuvent être particulièrement différents les uns des autres en termes de composition, et contenir du sucre en quantité non négligeable. On s'en passe !

On élimine les sucres cachés

Quels produits contiennent des sucres cachés ?

Selon l'ONG Foodwatch, 74 % des produits vendus en supermarchés contiennent du sucre ajouté. On en trouve ainsi dans des produits salés : vinaigrettes, sauces, pains pré-emballés, conserves, soupes, plats exotiques, préparations à base de viande hachée, certaines charcuteries... Méfiance avec les plats bas de gamme : comme ils sont souvent réalisés avec des ingrédients peu savoureux, les industriels ont tendance à doper leurs saveurs grâce à des ajouts de sel, de graisses et de sucre. À produits égaux, il faut donc bien comparer les listes d'ingrédients.

Comment les repérer sur les emballages ?

Dans la liste des ingrédients

Dans les (parfois bien longues) listes de composition, certains termes indiquent la présence de sucres : Dextrose ; Fructose ; Galactose ; Glucose ; Jus de fruits ; Jus de fruits concentré ; Lactose ; Malt ; Maltodextrine ; Maltose ; Mélasse ; Miel ; Saccharose ; Sirop de glucose déshydraté ; Sirop de glucose-fructose ; Sirop de maïs ; Sirop de malt ; Sucre inverti...

Sur le tableau de déclaration nutritionnelle

Parmi les mentions obligatoires devant figurer dans le petit tableau présent sur toutes les étiquettes des produits alimentaires, il faut distinguer :

- la mention «glucides», qui désigne les glucides totaux, eux-mêmes addition des glucides simples et complexes du produit, naturellement présents ou ajoutés,
- la mention «sucres», qui désigne les glucides simples de type «oses» (fructose, glucose, galactose, lactose, maltose, saccharose), naturellement présents ou ajoutés ; ne sont pas inclus dans ces catégories les polyols (xylitol, maltitol, lactitol...).

En magasin, utilisez ces chiffres du tableau de déclaration nutritionnelle pour comparer des produits équivalents entre eux et choisir les moins sucrés. Par exemple, entre des céréales de petit déjeuner type pépites croustillantes au chocolat et un muesli à base de flocons de céréales, la quantité de glucides totaux pourra être sensiblement identique (autour de 70g), à cause de la présence de céréales. La différence se voit sur la ligne des «sucres» : les premières en apportent 29g et le second, 9g seulement !

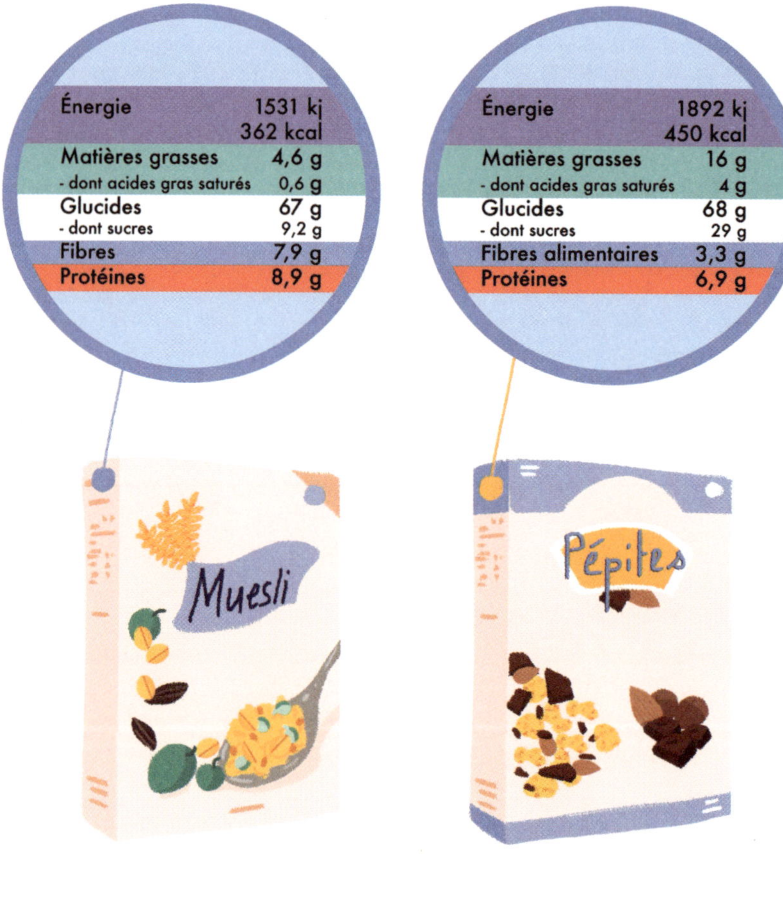

Énergie	1531 kj 362 kcal
Matières grasses	4,6 g
- dont acides gras saturés	0,6 g
Glucides	67 g
- dont sucres	9,2 g
Fibres	7,9 g
Protéines	8,9 g

Énergie	1892 kj 450 kcal
Matières grasses	16 g
- dont acides gras saturés	4 g
Glucides	68 g
- dont sucres	29 g
Fibres alimentaires	3,3 g
Protéines	6,9 g

IL VAUT MIEUX LE SAVOIR

Les produits sans sucre ne sont pas sans sucre !

Petit lexique[5] des mentions que l'on peut trouver sur les emballages :

- **« Allégé en sucres » : le produit doit contenir au minimum 30 % de sucres en moins qu'un produit similaire.**
- **« Sans sucres » : le produit ne contient pas plus de 0,5 g de sucres pour 100 g.**
- **« À faible teneur en sucres » : le produit ne contient pas plus de 5 g pour 100 g de sucres (et pas plus de 2,5 g pour 100 ml, quand il s'agit d'un liquide).**
- **« Sans sucres ajoutés » : le produit est fabriqué sans ajout de saccharose, fructose, sirop de glucose, miel… ce qui ne veut pas dire qu'il ne contient pas de sucres naturellement présents ! Attention : parfois, la mention porte un astérisque « contient des sucres naturellement présents dans les fruits ». Le produit peut alors renfermer des jus de fruits concentrés.**

Quelques champions des sucres cachés

Un café glacé aromatisé caramel

Ces cafés glacés aromatisés qu'on trouve dans certaines chaînes de cafés contiennent une avalanche de sucre. Pour la version caramel et lait écrémé, en grand format, allons-y pour la totale : 55 g de sucres !

Les chutneys

Le chutney de mangue dont on assaisonne généreusement son *poulet tikka*, c'est 55 g de glucides pour 100 g. À côté, la moutarde en apporte 4,4 g pour 100 g. On dit ça, on dit rien…

Le ketchup

Environ 23 g pour 100 g (dont le sucre des tomates, certes), mais ça fait beaucoup (surtout qu'on le dose rarement à la cuillère, mais qu'on presse plutôt généreusement le flacon…).

La sauce sriracha

Présente sur toutes les tables des traiteurs asiatiques, elle renferme 17,5 g de sucres. Si vous aimez les saveurs qui arrachent, préférez le Tabasco (0,8 g).

La sauce aigre-douce

Cette sauce asiatique, à base de concentré de tomates, prunes salées, ail, gingembre et piment, est également sucrée. Pour 100 ml, c'est 46 g de sucre en tout ! Pour info, la sauce pour nems joue dans la même cour avec 44 g de sucres.

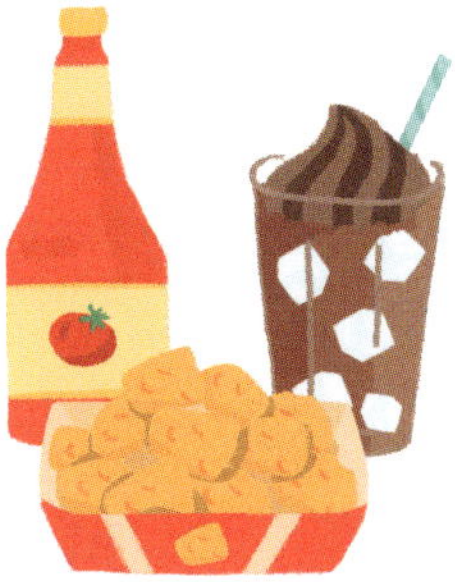

5. Règlement (CE) N° 1924/2006 du Parlement européen et du Conseil du 20 décembre 2006 concernant les allégations nutritionnelles et de santé portant sur les denrées alimentaires.

Certaines salades traiteur

Celles qui contiennent de la mayonnaise, comme les salades piémontaises ou de macédoine, peuvent contenir du sirop de glucose, du sucre… Pour une barquette, cela ne représente que 3g de sucre ajouté, mais c'est déjà trop ! (Toutes les salades n'en contiennent pas, regardez bien les étiquettes.)

Les nuggets de poulet

Un peu de dextrose et de sucre caramélisé pour donner du goût et de la couleur ? Et hop, voici 1,5g de sucre dans des nuggets de poulet. Rappelons que dans un filet de poulet, la teneur en sucre est de… 0g.

Certaines chips apéritif aromatisées

Aromatisés, certains produits pour apéritif renferment du sucre sous toutes ses formes ; dextrose, sirop de glucose, sucre, maltodextrine… À l'apéro, on peut aussi tartiner de petites tranches de baguette avec des rillettes de thon maison, non ?

On boycotte le sirop de glucose-fructose

C'est quoi ?

Généralement issu du maïs de façon industrielle, ce sirop contient, comme son nom l'indique, du glucose (doté d'un index glycémique de 100, donc particulièrement élevé !) et du fructose en proportions variables. Il possède un pouvoir sucrant plus élevé que le sucre (110-120 contre 100), des propriétés « exhausteur de goût » et un coût inférieur. Il est donc particulièrement utilisé par les industriels.

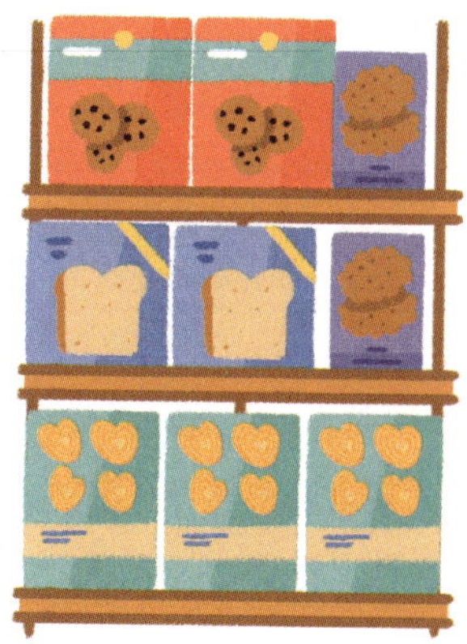

On le trouve où ?

Il entre dans la composition de nombreux produits : certains biscuits fourrés, pains d'épices, confitures, sirops, boissons sucrées, mais aussi dans des plats cuisinés, des sauces, des charcuteries… Souvent, il s'agit de produits « premier prix ». Sur les étiquettes, il peut porter le nom d'isoglucose, sirop de glucose-fructose, sirop de maïs à haute teneur en fructose ou HFCS (*High Fructose Corn Syrup*).

Quel problème pose-t-il ?

C'est le fructose qui pose problème. Consommé en faible quantité, ce dernier est métabolisé au niveau de l'intestin grêle et n'élève quasiment pas la glycémie : très bien. Mais en excès, son métabolisme change. Le surplus est directement traité par le foie, ce qui, à long terme, le surcharge. On estime que l'augmentation de la consommation de fructose, utilisé massivement par l'industrie, est en partie responsable de l'explosion des maladies métaboliques. Au long cours et en excès, le fructose augmente ainsi l'inflammation, le taux de triglycérides et de cholestérol, le risque de résistance à l'insuline, de stéatose hépatique non-alcoolique (NASH - voir p. 25), de surpoids (l'organisme stocke directement l'excès de fructose sous forme de graisses) ainsi que d'uricémie (taux d'acide urique dans le sang). C'est aussi le sucre qui génère le plus d'AGE (*Advanced Glycation Endproducts* ou produits de glycation avancés), résultat de la glycation des protéines. À dose élevée, ils sont soupçonnés d'accélérer le vieillissement et d'augmenter les risques de certaines maladies. Ça donnerait presque envie de recracher aussi sec ces gâteaux fourrés, non ?

ON SE DIT TOUT

Compenser l'absence de sucre par des édulcorants n'est pas une bonne idée !

Outre la polémique portant sur l'aspartame (est-il cancérigène ?), compenser l'absence de sucre par des édulcorants n'est pas une bonne idée. Ils entretiennent l'habitude des saveurs sucrées et peuvent entraîner des troubles digestifs. Surtout, de nombreuses études montrent qu'ils modifient la composition du microbiote, entraînant un déséquilibre (ou « dysbiose ») et une diminution de sa diversité (la quantité de bifidobactéries, les « bonnes » bactéries, serait notamment affectée). L'aspartame et le sucralose sont particulièrement visés, mais ce ne sont pas les seuls… En résumé, mieux vaut un peu de « bon sucre » (miel, sucre complet…) que beaucoup de faux sucres (et d'interrogations).

Et le fructose naturellement présent dans les fruits ?

Les sucres des fruits sont, certes, représentés en grande majorité par le fructose (et aussi, en quantités moindres, de glucose, de saccharose…). Mais, dans les fruits, le fructose y est présent en quantité modérée, et toujours accompagné de fibres, de vitamines, de minéraux, d'antioxydants… Rien à voir avec le sirop de glucose-fructose !

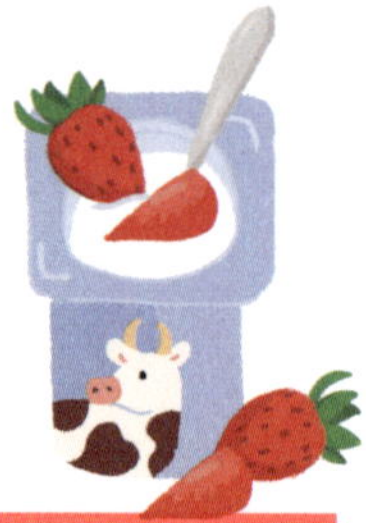

Chapitre 2

On apprend à moins (et mieux) sucrer

La bonne nouvelle après tout cela, c'est qu'il n'est pas impossible de continuer à se faire plaisir grâce à des recettes sucrées. Voici comment concilier gourmandise et saines habitudes…

On ne tombe plus dans ces 8 pièges à sucre

1. Boire un jus de fruit à jeun

Votre premier geste du matin, vous verser un bon verre de jus d'orange, plein de vitamines ! Mais pour l'organisme, imaginez la décharge de sucre ! Avec zéro fibre et un IG de 50, la glycémie monte en flèche. Si jamais vous enchaînez avec un menu sucré (pain confiture, viennoiseries…), vous allez tout droit vers la fameuse fringale de 11 h. Les experts sont unanimes : le matin, rien ne vaut un petit déjeuner riche en protéines (pain, fromage, jambon, œuf à la coque…) et pauvre en sucre, pour assurer sans mollir.

2. Boire un soda en cas de coup de barre ou à table

Vous commencez à piquer du nez derrière votre écran d'ordinateur ? Un soda, quelques biscuits, et ça repart ! Mais outre ce fameux problème d'hypoglycémie qui vous guette sous peu, vous avalez beaucoup de calories sous un faible volume. Meilleure idée : croquer un fruit et quelques amandes, avec une boisson chaude. Même constat à table, où le sucre du soda majorera la sécrétion d'insuline, qui favorisera le stockage. L'eau, plate ou pétillante, reste la meilleure des options.

3. Sucrer systématiquement ses compotes maison

Avec une compote en dessert, on est sûr de bien faire (on dirait presque une maxime de grands-mères) ! Et c'est tout à fait vrai, à condition de ne pas y ajouter de sucre, ce qu'on a pourtant tendance à faire. Changez de braquet ! Pour une compote savoureuse, on choisit des fruits qui ont du goût (et pas des pommes bas de gamme pas mûres). On ajoute une touche de vanille, de zestes d'orange ou de citron râpé, de fève Tonka, de gingembre frais… ou de l'indispensable cannelle. Cette dernière renferme en effet des flavonoïdes spéciaux, qui stimulent les récepteurs à insuline et aident ainsi à contrôler la glycémie.

4. Arroser copieusement ses sushis de sauce soja sucrée

Désolé de vous décevoir, mais non, « le resto japonais n'est pas healthy » et nous parlons bien des menus proposés chez les traiteurs qu'on trouve à tous les coins de rue. Le riz servant à la confection des sushis, makis et autres chirashis est, d'une part, très raffiné, d'autre part assaisonné avec du sucre. Son IG est donc très élevé. Ajoutez la sauce soja sucrée (21 % de sucre) dans laquelle on trempe allègrement ses bouchées, ou des brochettes yakitori (5 petites brochettes = 13 g de sucre), et vous obtenez un menu à IG franchement élevé. Une fois de temps en temps, ça passe, évidemment, mais pas tous les jours…

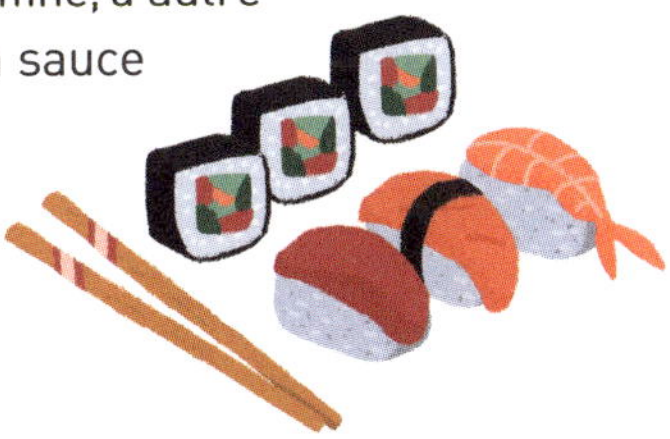

5. Avaler une boisson énergisante en soirée

Un coup de mou vers minuit, mais envie de rester danser ? Passons sur les teneurs élevées en caféine, arômes et additifs variés, mais disons tout de suite que la canette de boisson énergisante vers laquelle vous foncez renferme 27 g de sucre (oui, oui, la petite canette), fait d'un mélange de saccharose et de glucose (histoire d'augmenter son index glycémique et de vous apporter un coup de fouet très rapidement). L'OMS parle de 25 g par jour. On vous laisse juge…

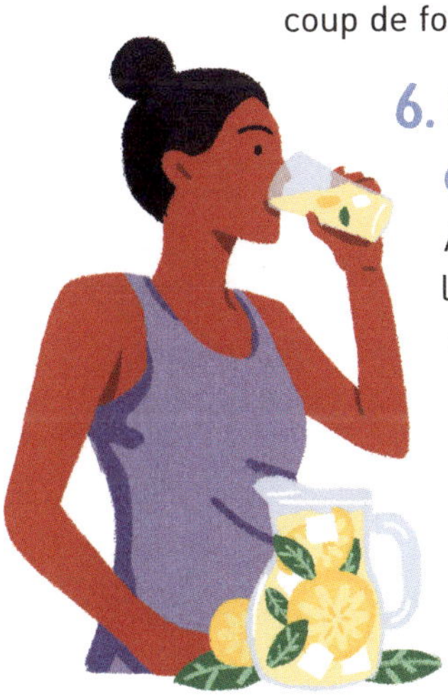

6. Penser que « les smoothies, c'est permis car c'est du fruit »

Avec leurs jolis packagings nous inspirant la pleine forme, voire la détox, les smoothies restent des sources conséquentes de sucres ! Quand vous avalez un verre de 25 cl de smoothie à la fraise, vous avalez en réalité 7 fraises, ½ pomme, ½ banane, 13 grains de raisin blanc, quelques baies de cassis et 1 quartier d'orange, soit 30 g de glucides ! Auriez-vous mangé la même quantité « solide » de fruits ? Pas sûr. Et pour la même quantité de calories, vous pouviez aussi avoir droit à deux grands carrés de chocolat noir (et 6 g de glucides). Même topo pour les smoothies maison.

7. User et abuser du vinaigre balsamique, ou de la crème de balsamique

Et hop, une jolie spirale de crème de balsamique sur votre salade de tomates ! Mais, selon les recettes, cette « crème » ou « douceur » de balsamique peut renfermer du jus de raisin concentré et du sirop de glucose-fructose, et apporter 48 g de sucres pour 100 ml, soit plus de 7 g par cuillère à soupe de 15 ml ! Le vinaigre balsamique haut de gamme (certes, plus rare et plus onéreux) est tout aussi sucré, et la version bon marché en grandes surfaces contient environ 27 g de sucres pour 100 ml (contre 1,5 g pour un vinaigre de vin ordinaire).

8. Cuisiner « sucré-salé »

Des magrets de canard déglacés à la gelée de framboise, du sauté de porc au caramel, du poulet mariné au sirop d'érable, une salade relevée d'une vinaigrette au miel, un plateau de fromages, avec Ossau Iraty et sa confiture de cerises noires ou Manchego avec sa pâte de coings, sans parler de foie gras au chutney de figues, un curry avec un chutney de mangue… Les exemples de recettes sucrées-salées sont légion, mais à la fin, la quantité de sucre avalée est énorme.

LE BON CONSEIL DE Dr. Good!

Adopter la règle des 2 euros

Impossible de passer une journée sans craquer ? Vous vous dites « demain, promis » chaque fois que vous cédez à la tentation ? Si vous manquez de motivation, nous allons en trouver pour vous : chaque journée passée sans craquage, mettez 2 euros dans une cagnotte. Et décidez qu'avec le butin obtenu, vous vous offrirez une récompense (coupe de cheveux, massage…).

On ruse pour moins (et mieux) sucrer ses recettes

Le sucre apporte sa douceur aux pâtisseries, bien sûr. Mais il possède aussi des propriétés essentielles à leur réussite. Le doré d'une tarte, le croustillant et le moelleux d'un macaron, le gonflant d'une brioche, l'onctuosité d'une glace… C'est lui ! C'est pourquoi les recettes réalisées avec des édulcorants (aspartame, stévia…) restent pâlottes et souvent pas très appétissantes. Attention aussi aux miel, sirop d'agave ou d'érable : leur teneur importante en eau modifie la texture de la pâte. Si vous voulez réussir une génoise ou des meringues « comme d'habitude », impossible donc de remplacer le sucre par du complet, ce serait la catastrophe assurée (visuellement, en tout cas).

Diminuer les quantités quand c'est possible

Dans un gâteau du goûter (type au yaourt), un gâteau au chocolat, un riz au lait ou dans une crème dessert, vous pouvez diminuer pratiquement de moitié la quantité de sucre indiquée dans les recettes «traditionnelles» : la plupart du temps, elles sont de toute façon trop sucrées. Ceci dit, ce n'est plus le cas avec les recettes *healthy*, souvent revisitées pour être d'emblée plus saines.

Utiliser les épices et les hydrolats

Le côté gourmand d'une recette pâtit forcément de la réduction de sucre. Pour compenser, utilisez des épices. La vanille apporte naturellement un côté doux et suave, et c'est la plus «sucrante» en terme de saveur. Elle est suivie par la cannelle (sachant que celle de Ceylan est la plus douce en bouche, alors que celle de Chine sera plus piquante). Vous pouvez aussi essayer la fève Tonka, au parfum d'amande, en particulier dans les desserts lactés (riz au lait, gâteau de semoule...). Pensez aussi aux hydrolats (eaux de fleur d'oranger et de rose, en particulier). Si vous faites vos yaourts maison, c'est l'idéal pour les parfumer sans ajout de calories.

Remplacer le sucre blanc par des sucres naturels

Pour les gâteaux moelleux (au chocolat, aux fruits...), ou des cakes, vous pouvez remplacer le sucre par du sirop d'érable (même quantité) ou du miel (75 % de la quantité). Liquides, ils rendront la pâte plus fluide : il faudra donc souvent diminuer légèrement le thermostat et prolonger le temps de cuisson. En revanche, ils ne doivent pas être utilisés quand le résultat doit être croquant ou croustillant. Pour des biscuits, par exemple, préférez le sucre complet ou de coco (en sachant que le résultat sera plus foncé visuellement, et la saveur, plus caramélisée également). Vous trouverez plus de précisions sur leurs utilisations p. 38.

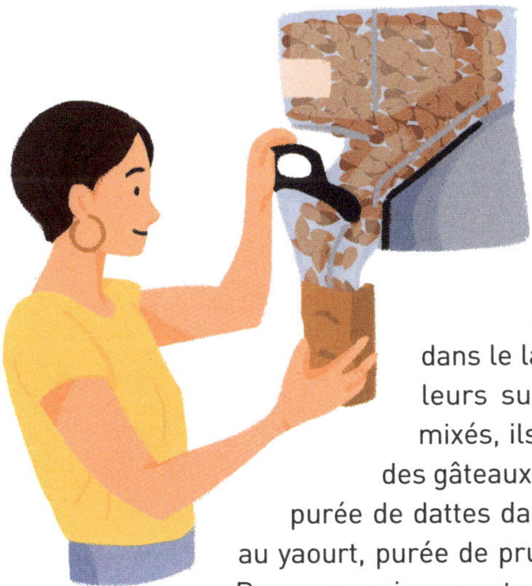

Penser aux fruits séchés et zestes d'agrumes

Raisins secs, abricots, figues, dattes, pruneaux... En petits dés, tels quels ou réhydratés, ils apportent leurs sucres naturels aux préparations. Les meilleurs combos : les porridges du petit déjeuner aux flocons d'avoine ou aux graines de chia, les desserts lactés (riz au lait, gâteau de semoule...). Ajoutez les fruits secs, coupés en petits dés, dans le lait en cours d'ébullition : ils y diffuseront leurs parfums et leurs sucres. Réhydratés dans un liquide chaud, égouttés, puis mixés, ils forment aussi une pâte qui peut remplacer le sucre dans des gâteaux nature, aux fruits frais ou au chocolat. Les bons mariages : purée de dattes dans un gâteau au chocolat, purée de figues dans un gâteau au yaourt, purée de pruneaux dans un cake aux pommes...

Pensez aussi aux zestes d'agrumes finement râpés, et incorporés dans une pâte à gâteau ou un dessert lacté : orange, citron, citron vert, voire bergamote si vous en

GÂTEAU À LA FARINE DE CHÂTAIGNE

Mélanger 150 g de farine semi-complète ou petit-épeautre, 100 g de farine de châtaigne, ½ sachet de levure chimique et 50 g de sirop d'érable. Ajouter 120 g de compote de pomme (maison, assez épaisse), 1 banane mûre pelée et finement écrasée, 2 œufs et 70 g de beurre fondu. Verser dans un moule à cake beurré et cuire 45 min à 180 °C (th. 6). Surveiller la cuisson : la lame d'un couteau piquée à cœur doit ressortir propre.

trouvez (en magasins bio parfois). Achetez-les bio pour éviter les résidus de traitements (ce qui n'empêche pas de les ébouillanter avant de les utiliser).

Ruser avec banane et compote (et une autre farine)

Pour les muffins du petit déjeuner ou les gâteaux du goûter, deux alliés de choix : la banane (bien mûre, de préférence) et la compote de pomme (maison, moins liquide que celle du commerce). Remplacez la quantité de sucre indiquée par la même quantité de banane écrasée ou de compote épaisse, et remplacez par exemple un quart de la farine par de la farine de châtaigne (vous pouvez aussi essayer les farines d'avoine ou de maïs, elles aussi douces au goût). Avec sa saveur naturellement sucrée, et sa couleur beige, cette dernière apporte un côté très gourmand aux gâteaux et fait oublier leur teneur moindre en sucre !

On cuisine avec des sucres bruts

Pour bien assimiler le sucre, certains nutriments sont nécessaires, notamment le chrome, ainsi que des vitamines du groupe B. À l'état brut, les sucres contiennent encore les nutriments qui participent à leur métabolisme. Mais quand le sucre est raffiné, il n'en contient plus. Résultat, l'organisme est obligé de puiser dans ses réserves, surtout celles de calcium et de magnésium, ce qui accroît la tendance à la déminéralisation. Certes, se servir de sucres naturels ne doit pas devenir un prétexte pour sucrer davantage, l'objectif restant de limiter globalement notre consommation. Mais ces alternatives méritent qu'on s'y attarde.

Le miel, le sucre de la ruche

Points forts

Il y en a pour tous les goûts, des saveurs les plus discrètes (miels d'acacia ou toutes fleurs, par exemple) aux saveurs les plus typées (miels de châtaigner ou de montagne). Savant mélange de glucose et de fructose, mais aussi d'autres sucres (saccharose, tagatose, maltose...), de vitamines, minéraux, oligo-éléments et même d'un peu de protéines, le miel a la particularité de renfermer des acides organiques (dont l'acide formique, qui lui confère des effets bénéfiques face aux maux de gorge et à la toux) et des enzymes. Apportées par les abeilles, ces dernières permettent une prédégradation des sucres et font du miel un ingrédient particulièrement digeste. Côté IG, c'est le miel d'acacia qui possède le plus bas (autour de 30), car c'est le plus riche en fructose.

Utilisations

Fluide ou crémeux, le miel est parfait pour sucrer les desserts lactés (crèmes, porridges de chia, riz au lait…). Les miels solides contiennent généralement plus de glucose, qui a tendance à cristalliser, que les miels liquides qui contiennent une proportion plus élevée de fructose. Pour préserver au mieux ses précieux nutriments et enzymes, il faut lui éviter la cuisson. Ajoutez-le donc en fin de préparation dans les recettes qui nécessitent une cuisson et remuez jusqu'à ce qu'il soit parfaitement incorporé. Pour la même raison, achetez toujours du miel « non chauffé ». À l'achat, préférez un miel d'origine française (encore mieux d'une région ou d'un terroir clairement spécifiés), car il existe de nombreuses fraudes sur les miels d'origine étrangère. Privilégiez aussi le label Bio, qui garantit, entre autres, que les abeilles n'ont pas été nourries au sucre ou au glucose, que les ruches n'ont pas été traitées avec de la cire chimique et que les environs sont bio ou sauvages.

Calories : 250 à 300 cal./100 g

STOP AUX IDÉES REÇUES !

La stévia, pas si naturelle

Originaire du Brésil, cette plante possède des feuilles au fort pouvoir sucrant naturel. Elles renferment en effet des molécules, les stéviosides, au pouvoir sucrant 200 à 400 fois supérieur à celui du sucre. Séchées et réduites en poudre (comme on les trouve en magasins bio), elles s'utilisent comme édulcorant à saupoudrer. Problème : un fort arrière-goût d'herbe séchée… Les industriels se sont donc penchés sur la question, ont isolé le principe sucrant (le rebaudioside A) et ont ajouté divers additifs et agents de charge pour en faire un édulcorant sucrant et sans arrière-goût (ou presque). Bref, un résultat qui n'est plus du tout naturel.

CRÈME CHOCOLAT-MIEL

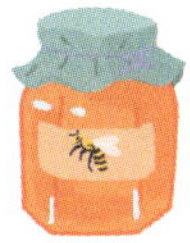

Mettre 30 cl de lait de riz, 10 cl de lait de coco et 50 g de chocolat (à 70 ou 85 %) cassé en morceaux dans une casserole. Ajouter 20 g de Maïzena préalablement délayée dans 10 cl de lait de riz. Chauffer sur feu moyen en remuant, jusqu'à ce que la préparation épaississe. Incorporer 2 c. à s. de miel hors du feu. Répartir dans 4 ramequins, laisser refroidir et servir frais.

Le sucre complet ou intégral, le plus riche en minéraux

Points forts

Rien à voir avec le sucre «roux», qui peut être du sucre blanc simplement coloré, le sucre complet ou intégral, aussi appelé «rapadura» ou «muscovado», provient du jus de la canne à sucre, simplement déshydraté et absolument non-raffiné. Il contient les minéraux (potassium, calcium, magnésium, phosphore, sodium, fer, cuivre, zinc, manganèse, fluor...), les vitamines (B, majoritairement) et les acides aminés présents dans la canne à sucre. En revanche, son IG se situe aux alentours de celui du sucre blanc.

Utilisations

Sa saveur très prononcée de caramel et de réglisse est délicieuse dans les laitages. Il en suffit de peu pour parfumer son yaourt ! En revanche, il ne convient pas à toutes les recettes à cause de sa saveur prononcée et de la couleur foncée qu'il donne à la recette. Les gâteaux au chocolat ou les crumbles aux fruits lui vont très bien, les meringues, un peu moins !

Calories : 390 cal./100 g

SABLÉS AU RAPADURA

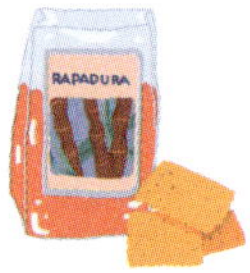

Mélanger 220 g de farine semi-complète, 100 g de rapadura, 1 pointe de couteau de sel fin et 1 autre de bicarbonate de soude. Ajouter 100 g de beurre très mou et travailler la pâte du bout des doigts pour obtenir de grosses miettes, puis incorporer 1 œuf et former une boule. Laisser reposer 30 min au réfrigérateur. Étaler la pâte au rouleau, sur une hauteur de 5 mm, puis y découper des disques à l'aide d'un emporte-pièce. Enfourner 10 min à 180 °C (th. 6).

Le sirop d'érable, le sucre venu du froid

Points forts

Issu directement de la sève de l'érable, concentrée par évaporation, c'est un sucre vraiment naturel. Source de calcium, de potassium et d'antioxydants, sa saveur très gourmande est bien prononcée. Ainsi, pas besoin d'en mettre beaucoup ! Constitué principalement de saccharose, son index glycémique se situe autour de 55.

Utilisations

Si les Canadiens en font la base de gâteaux, de biscuits fourrés ou les toppings de leurs pancakes, mieux vaut, dans une logique santé, le privilégier pour sucrer des yaourts ou fromages blancs, ou pour remplacer le sucre dans certaines recettes de porridges, de granolas maison...

Calories : 265 cal./100 g

Le sucre et le sirop de coco, les gourmands

Points forts

Issus de la sève de la fleur du cocotier, ils ont l'avantage d'être relativement durables : selon la FAO (*Food & Agriculture Organisation*), la culture du cocotier nécessite peu d'eau, et son rendement en sucre à l'hectare est nettement supérieur à celui de la canne à sucre. Pour obtenir 1 litre de sirop, il faut 6 litres de sève, soit la production quotidienne d'un arbre. Cette dernière est filtrée, puis concentrée par chauffage. Le sucre est issu de ce sirop. Tant le sirop que le sucre de coco contiennent des minéraux (magnésium, fer).

GRANOLA AU SIROP D'ÉRABLE

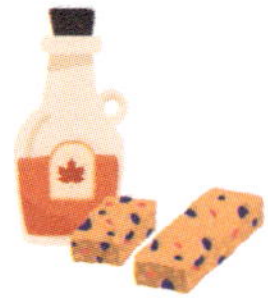

Dans un saladier, mélanger 300 g de flocons d'avoine avec 50 g d'huile de coco fondue, 80 g de sirop d'érable, 100 g d'amandes concassées et une bonne pincée de sel. Étaler sur une plaque recouverte de papier cuisson et enfourner 40 min à 150 °C (th. 5), en remuant régulièrement, jusqu'à ce que le granola soit doré, sec et croustillant. Laisser refroidir et conserver une bonne quinzaine de jours dans un bocal hermétique.

ANANAS POÊLÉ AU SIROP DE COCO

Éliminer l'écorce et le cœur dur d'1 ananas, couper la chair en tranches d'1 à 2 cm d'épaisseur. Faire fondre 1 c. à s. d'huile de coco dans une poêle, sur feu doux, et y faire dorer les tranches d'ananas des deux côtés. Ajouter 2 c. à s. de sirop de coco, les grains d'½ gousse de vanille et laisser mijoter jusqu'à ce que le jus de l'ananas soit légèrement sirupeux. Servir tiède.

Utilisations

Leur saveur caramélisée renforce la saveur des fruits : il en faut peu pour parfumer un ananas rôti au four, des poêlées de mangue ou de pommes... Ils donnent du croquant aux biscuits secs, et voilent aussi délicieusement les crêpes et les laitages.

Calories :

345 cal./100 g pour le sirop de coco
386 cal./100 g pour le sucre de coco

Le sirop d'agave, IG bas, mais...

Points forts

Issu du jus concentré d'un cactus originaire du Mexique, il possède un pouvoir sucrant très élevé (les Aztèques le surnommaient « eau de miel »). Il a aussi la particularité d'être bénéfique à la flore intestinale, et son goût est très discret. Riche en fructose, il possède un IG bas (autour de 20), mais cette richesse en fructose ne doit pas en faire le seul sucre de la cuisine (voir p. 37).

Utilisations

Idéal dans les yaourts, compotes, crêpes et boissons, dont il ne couvrira pas le goût, il convient moins bien aux pâtisseries, à cause de sa fluidité. En revanche, il est délicieux dans les entremets à base de céréales (riz au lait, semoule, tapioca, porridge...) auxquels il suffit de l'incorporer en fin de préparation.

Calories : 295 cal./100 g

PORRIDGE CRU DE CHIA AU SIROP D'AGAVE

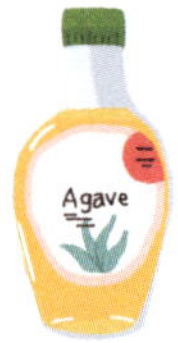

La veille, mélanger 25 g de graines de chia, 1 c. à s. de sirop d'agave et 25 cl de lait demi-écrémé ou d'amande. Laisser gonfler au réfrigérateur. Le lendemain, remuer la préparation pour l'homogénéiser et servir dans un bol. Garnir de dés de fruits frais ou de coulis de fruits et de graines (courge, lin...).

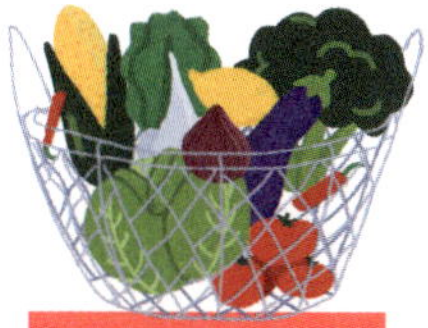

Chapitre 3

On passe à l'action !

Maintenant que vous savez tout, par quel bout commencer ? Tout simplement par petits pas, à votre rythme, sans tout vouloir changer du jour au lendemain : c'est la clé pour intégrer sans heurts de nouvelles habitudes.

7 étapes pour se déshabituer du sucre

On arrête de sucrer son thé et son café

Posez-vous la question : pourquoi ne pouvez-vous pas boire votre café sans sucre ?

- **Réponse 1 :** il n'est pas terrible d'un point de vue gustatif (du lyophilisé dans de l'eau chaude).
- **Réponse 2 :** il n'est pas à votre goût (vous prenez le même que celui de votre tendre moitié, corsé et intense, mais vous préférez peut-être les cafés suaves et ronds).
- **Réponse 3 :** vous n'aimez pas le café, tout simplement, mais en prenez un le matin avec vos collègues pour faire comme eux.

Solutions aux points 1 et 2 : rendez-vous chez un torréfacteur et faites-vous conseiller, ou testez plusieurs sortes de capsules en boutique. Vous vous découvrirez peut-être un amour fou pour le « Malabar moussoné » et apprendrez à le préparer pour le déguster avec gourmandise sans un grain de sucre.

Solution au point 3 : optez pour un thé ou une infusion, voire rien. Peu importe la boisson, pourvu qu'on ait la compagnie de ses collègues.

On mange assez à table (sans faire l'impasse sur les féculents)

L'une des causes des pulsions sucrées – dans la journée, mais aussi tout simplement au moment du dessert, quand vous reprenez deux yaourts et une tonne de confiture, puis des chocolats avec le café –, c'est l'absence de féculents au repas. Forcément, un ramequin de concombre, puis une assiette de haricots verts n'ont jamais calé personne jusqu'au dîner ! (Ré)intégrez systématiquement un peu de pâtes ou de riz complets, ou de légumes secs dans vos menus : même si vous faites la chasse aux calories, vous verrez que vous serez largement gagnant au bout du compte !

On s'autorise un vrai plaisir sucré une fois par semaine

Toutes les études le montrent : le meilleur moyen pour craquer, c'est de s'interdire tout ce que l'on aime, tout le temps. Alors, une fois par semaine, autorisez-vous donc un de vos plaisirs préférés (mais sans vous resservir) : une part de tarte Tatin et boule vanille, une crème brûlée... Vous tiendrez bien plus facilement le reste du temps.

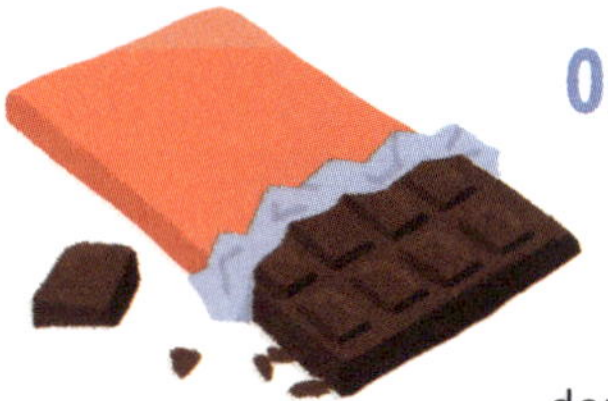

On remplace les bonbons par du chocolat (très) noir ou des amandes

Vous mangez des bonbons tous les jours ? Ce sont de véritables bombes de sucre (entre 80 g et 100 g pour 100 g !) et on se limite rarement à un ou deux ! Si vous ne pouvez pas résister à l'appel d'une douceur, adoptez plutôt le chocolat à 85 %, voire 90 % ou 99 % ! Amer, mais très cacaoté (et différent selon les marques, tous ne sont pas aussi réussis), il fond lentement sur la langue. Ce qui laisse aussi au cerveau le temps d'enregistrer le message ! Au début, cela semble déroutant, mais en réalité on découvre en bouche des saveurs complexes et longues. Votre envie est calmée, une petite quantité suffit... Et 10 g de chocolat à 99 %, c'est 0,2 g de sucre ! Vous pouvez aussi croquer quelques amandes (non salées), à la saveur douce et à IG bas.

On essaie les petits déjeuners salés

Confiture, miel ou pâte à tartiner, brioche, pancakes, viennoiserie, céréales, jus de fruits... Associés, ces basiques des petits déjeuners font vite monter l'addition sucrée. Et les études montrent qu'un petit déjeuner très sucré provoque systématiquement un coup de fatigue vers 11 h. Essayez un petit déjeuner salé, même si ce n'est pas dans vos habitudes : pain et part de fromage, jambon ou saumon fumé, œuf coque... Une excellente façon d'éviter une avalanche de glucides dès le matin !

Au déjeuner, on opte pour la formule « entrée + plat + infusion ou café »

Quand vous déjeunez à l'extérieur, vous prenez plutôt « poisson-légumes et fondant au chocolat » que « poireaux vinaigrette et poulet-légumes » ? Pourtant, la formule avec

DITES-MOI DR.GOOD ?

J'ai des envies de sucré dans l'après-midi...

Vraiment besoin d'une pause sucrée ? Croquez une pomme. Ou laissez fondre un carré de chocolat très noir, très lentement, sur votre langue. Et buvez un grand verre d'eau ou une boisson chaude. Vous sentez que cela ne suffit pas et que vous allez craquer dans les grandes largeurs ? La parade : allez vous laver les dents. La saveur mentholée est parfaite pour faire passer les envies !

entrée permet d'éviter une bonne quantité de sucre (et souvent, apporte des protéines et des fibres coupe-faim). La petite amande cacaotée ou le napolitain servis avec le café suffiront pour la touche sucrée !

On adopte des infusions en cas d'envie sucrée

SOS envie de sucre ? Contentez vos papilles avec des boissons gourmandes sans sucre ajouté.

Une infusion de rooibos : cet arbuste d'origine sud-africaine donne une boisson ronde et douce en bouche, à la couleur ambrée, et sans l'astringence ni l'acidité du thé ou du café. On n'a donc pas envie de la sucrer.

Une eau détox : faites macérer 3 h minimum des tranches de fruits et des herbes dans une carafe d'eau minérale pour l'aromatiser naturellement. Les bonnes combinaisons : 1 tranche d'ananas coupée en cubes et 2 brins de menthe fraîche, ou 1 orange bio en tranches et 2 brins de thym, ou encore 1 citron jaune bio et 1 citron vert bio en tranches et 2 brins de romarin.

Une infusion de cacao : disponible *via* Internet, en magasins bio et chez certains chocolatiers, il s'agit d'éclats des enveloppes de fèves de cacao. On les fait infuser dans de l'eau (ou du lait), comme n'importe quelle plante pour tisane. Le résultat : une boisson suave aux notes de chocolat, sans sucre ni gras !

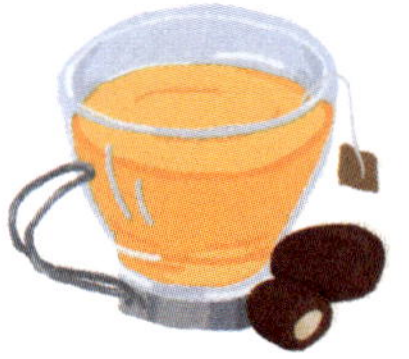

Une meilleure hygiène de vie pour éviter les pulsions

On se fait plaisir avec autre chose que le sucre

Si le sucre constitue pour vous un remède antistress… il va falloir trouver d'autres solutions que celle d'une barre chocolat-caramel ! Au quotidien, trouvez-vous une source de plaisir par jour (quand on y réfléchit, on est souvent loin du compte !) : un moment avec une amie, une balade plaisante avec votre chien ou de la musique que vous aimez, une expo, un moment de coloriage, de tricot ou de lecture au calme, ou encore une séance de câlins avec votre moitié ou votre chat (chacun fait selon ce qu'il a). Peu importe la nature de ce moment, c'est celui qui vous fera plaisir, à vous. Et qui vous nourrira autrement, pour zéro gramme de sucre.

On mise sur le sport et les activités antistress

Toujours si le stress entraîne chez vous des pulsions sucrées, défoulez-vous ! Certains trouvent un moyen de s'apaiser dans une pratique sportive intense, d'autres dans des activités physiques plus douces : l'important est de se connaître et de savoir ce qui vous réussit (si une de vos amies adore transpirer en salle, vous tirerez peut-être davantage de bénéfices en faisant du stretching : nous ne sommes pas égaux). Essayez, pourquoi pas, différentes activités, en profitant d'une formule d'essai d'un club de sport, pour voir si l'une d'elles vous fait du bien. Associant respiration, renforcement musculaire et concentration, le yoga semble intéressant :

une étude a montré que sa pratique (sur une période de douze semaines) réduisait les pulsions chez des personnes à tendance boulimique.

On oublie les régimes drastiques et autres diètes extrêmes

Ne décrétez pas un beau matin « Aujourd'hui, c'est décidé, je commence une semaine sans sucre, ni pâtes, ni riz, ni pain, ni produits laitiers, ni viande, ni… » Plus un régime vous imposera de privations, plus vous serez susceptible de (beaucoup) craquer au bout de quelques jours. Si des amis se sont mis au jeûne intermittent, au *fasting* ou autres régimes imposant de sauter des repas, et que ce n'est pas votre rythme, ne les imitez pas : ce serait le meilleur moyen de créer des pulsions. Si vous avez envie ou besoin de perdre du poids, cherchez plutôt un équilibrage intégrant des moments plaisir, bien plus probant sur le long cours.

On renoue avec un sommeil réparateur

Manque de sommeil et risque d'obésité ou de diabète de type 2, ainsi qu'augmentation de l'appétit sont étroitement corrélés. Le manque de sommeil entraîne en effet une sensation de fatigue, que nous cherchons à compenser en mangeant ou en buvant quelque chose de sucré (sans compter l'envie de faire du sport réduite à néant). En outre, les cellules adipeuses produisent moins de leptine, une hormone indiquant la sensation de satiété et augmentant la dépense énergétique. De son côté, l'estomac produit davantage de ghréline, une hormone ouvrant l'appétit. À retenir : pour réguler son appétit, il faut dormir ! Ne traînez pas des heures devant la télé, votre série attendra demain.

On se relaxe, ni vu ni connu, avec des exercices de respiration

Vos pulsions sucrées sont liées à des états de stress ? Apaisez-les avec des exercices de respirations. Le petit tip anticraquage : placez une main sur la poitrine et une sur le ventre, prenez une profonde respiration en sentant l'air gonfler ce dernier. Puis expirez, en sentant votre main accompagner le mouvement. Recommencez une dizaine de fois. Autre idée plus discrète, y compris en réunion ou dans les transports : respirez lentement en comptant jusqu'à 8, bloquez votre respiration jusqu'à 8, expirez jusqu'à 8. À réitérer dès que vous sentez le stress monter.

LE BON CONSEIL DE Dr.Good!

Si votre rythme vous impose des nuits courtes, pensez aux microsiestes. Dix minutes suffisent : le sommeil restera léger, le réveil sera facile et vous vous sentirez requinqué. Au-delà de vingt à trente minutes, le sommeil devient profond et là, ce sera une autre paire de manche : vous vous sentirez groggy au réveil et pas du tout prêt à repartir. Mettez un réveil si besoin !

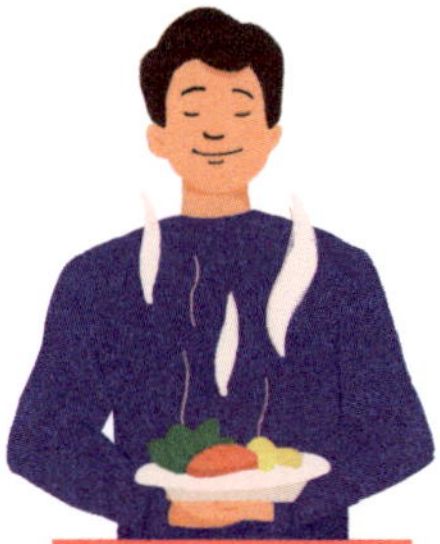

Chapitre 4

Votre programme selon votre profil

Profil 1 : Vous êtes amateur de féculents

Vous pouvez vous passer de sucreries sans trop de problème, mais pas de féculents. Vos repas, très riches en glucides, sollicitent fortement l'insuline (et ont aussi tendance à vous donner des coups de barre dans l'après-midi, quand il s'agit de déjeuners). Votre priorité : bien choisir vos glucides pour éviter ceux à IG élevé, et abaisser la charge glycémique de vos repas en intégrant des légumes.

Vos 3 objectifs principaux

1. **Mieux choisir vos pains, pâtes, riz... :** remplacez la baguette blanche (à IG très élevé) par une baguette de tradition ou du pain au levain. Choisissez des pâtes semi-complètes ou complètes (et faites-les cuire toujours *al dente*). Fuyez le riz à cuisson rapide et découvrez les couleurs des riz noir, rouge ou violet, les subtilités d'un riz thaï ou basmati, le croquant d'un riz complet... Pensez aussi au quinoa et au sarrasin.
2. **Redécouvrir les légumes secs :** haricots, lentilles, fèves, pois chiches... Côté protéines, ils battent à plates coutures les pâtes et riz blancs (entre 20 et 25g contre 12g environ), fibres (15g environ contre 1 à 3g) et index glycémique. Si les cuire vous rebute, adoptez-les en bocaux (au naturel), ou optez pour les lentilles corail, qui cuisent en 15 min chrono!
3. **Remettre des fruits et légumes dans vos menus :** ajoutez systématiquement une portion de légumes crus ou cuits à vos féculents : leurs fibres abaisseront la charge glycémique du repas. Vous pouvez aussi «spiraliser» courgettes ou carottes (avec un spiralizer, ou un taille-légumes, qui permettent d'obtenir de longs rubans de légumes) : top pour voler la vedette aux spaghettis!

Une semaine de menus « amateur de féculents »

Jour 1

Petit déjeuner	Déjeuner	Dîner
Thé ou café sans sucre Fromage blanc Pain au levain, fine couche de beurre Compote sans sucre	Salade de tomates Omelette, purée de pois cassés Ramequin de framboises aux amandes effilées	Houmous maison, bâtonnets de crudités Sardines au naturel, cubes de patate douce vapeur au thym ½ mangue

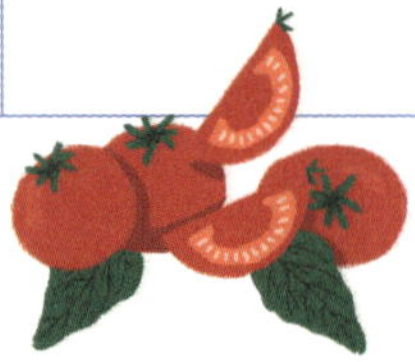

LE BON CONSEIL DE Dr. Good!

Vous démarriez le dîner avec un Martini et des biscuits salés ? Un bon cocktail plein de sucre (et de gras et de sel). Des bâtons de carotte et du houmous seront bien plus intéressants !

Jour 2

Petit déjeuner	Déjeuner	Dîner
Thé ou café sans sucre Yaourt au muesli sans sucre Pomme à croquer	Salade de crudités au choix Pavé de bœuf, pommes vapeur et poêlée de champignons Fromage blanc à la compote	Salade de fenouil émincé, huile d'olive, jus de citron Curry végétarien (pois chiches, carotte, courgette au lait de coco), riz complet Salade d'oranges à la cannelle et à l'eau de fleur d'oranger

LE BON CONSEIL DE Dr. Good!

Si la transition « riz à cuisson rapide » « riz complet » est trop radicale, passez par l'étape du riz basmati cuit *al dente* (à IG bas). Quant aux pois chiches, leur texture amylacée nécessitant de bien les mastiquer, ils sont parfaits pour les gros appétits.

Jour 3

Petit déjeuner	Déjeuner	Dîner
Thé ou café sans sucre Porridge de flocons d'avoine et lait demi-écrémé Cubes de poires	Carottes râpées à l'huile d'olive et jus de citron Blanc de poulet, penne et fondue de poireaux Yaourt au bifidus	Guacamole maison, pain au levain toasté Œufs brouillés, poêlée de légumes ¼ d'ananas

LE BON CONSEIL DE Dr. Good!

Connaissez-vous les pâtes aux légumes secs (100 % lentilles corail par exemple) ? Riches en protéines et en fibres, elles ont aussi un IG nettement plus intéressant que les pâtes, blanches ou même complètes.

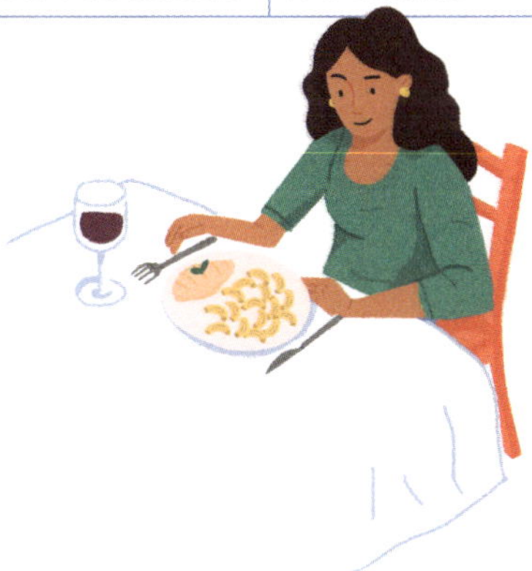

Jour 4

Petit déjeuner	Déjeuner	Dîner
Thé ou café sans sucre Pain complet au levain, fine couche de beurre ou de fromage frais 1 petite tranche de jambon ou de saumon fumé	Soupe de légumes Dos de cabillaud, shiratakis sauce tomate (voir encadré p. 51) Faisselle aux fruits rouges	Tomates cerises à grignoter ½ pizza, salade de roquette Salade de fruits

LE BON CONSEIL DE Dr. Good!

Vous aviez l'habitude de manger une pizza entière, sans autre accompagnement, devant votre série préférée ? Optez pour une demie seulement (congelez le reste) et forcez sur la salade et les tomates cerises.

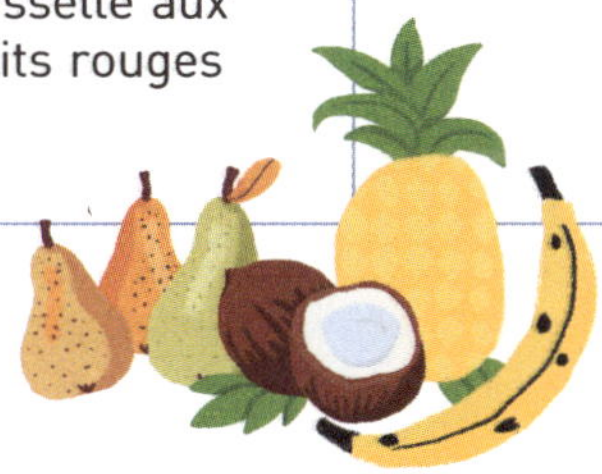

Jour 5

Petit déjeuner	Déjeuner	Dîner
Thé ou café sans sucre Tartines craquantes au sarrasin, fine couche de beurre Yaourt nature aux dés de kiwi, noisettes	Poireaux vinaigrette (huile d'olive, jus de citron) Saumon en papillote, riz complet et choux de Bruxelles poêlés Ramequin de fruits rouges	Salade de crudités Spaghetti et spaghetti de courgettes au parmesan Yaourt à la compote de pomme maison

LE BON CONSEIL DE Dr.Good!

La bonne idée pour tromper les papilles et leur faire oublier l'absence de sucre dans yaourts et autres compotes : ajouter des graines ou des noix, gourmandes et croquantes.

Jour 6

Petit déjeuner	Déjeuner	Dîner
Thé ou café sans sucre Bol de fromage blanc, flocons d'avoine, dés de fruits et 1 c. à s. d'amandes, noisettes, noix…	Salade de roquette et tomates séchées Escalope de dinde, sarrasin et fleurettes de brocoli Yaourt aux dés d'ananas	Velouté de carotte Truite fumée, pommes de terre vapeur et sauce au fromage blanc et ciboulette Salade de fruits

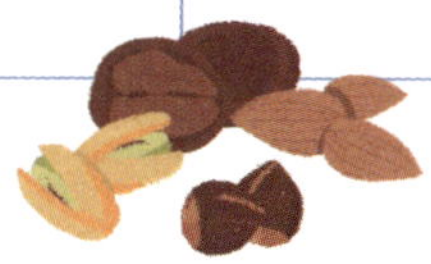

LE BON CONSEIL DE Dr.Good!

Découvrez le sarrasin : sa saveur de crêpe bretonne est délicieuse, il cuit en 12 min et son IG est bas. Une bonne idée pour changer des pâtes.

Jour 7

Petit déjeuner	Déjeuner	Dîner
Thé ou café sans sucre Mouillettes de baguette de tradition légèrement beurrées 1 œuf à la coque Compote maison et amandes effilées	Salade de concombre, feta et olives noires Filet mignon, purée de patate douce et champignons poêlés Pomme cuite au four	Salade composée : lentilles, roquette, dés de poivrons, tomates, thon au naturel Yaourt nature au coulis de fruits rouges maison

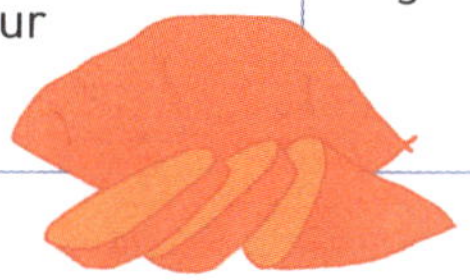

LE BON CONSEIL DE Dr.Good!

La patate douce a un IG plus bas que celui de la pomme de terre : une bonne alternative !

LES SHIRATAKIS, LES SPAGHETTIS SANS CALORIE

Connaissez-vous ces spécialités japonaises, qu'on trouve aujourd'hui au rayon diététique des grandes surfaces ? Il s'agit de konjac présenté sous forme de spaghetti ou de tagliatelles. Issu d'un tubercule, il a la particularité d'être très riche en fibres et d'attirer l'eau : 100 g de shiratakis apportent ainsi 6 calories environ et à peine 1 à 2 g de glucides. D'un goût neutre, ils se préparent comme des pâtes : avec de la sauce tomate, des dés de légumes… Une excellente idée pour alléger vos menus !

Profil 2 : Vous êtes victime des sucres cachés

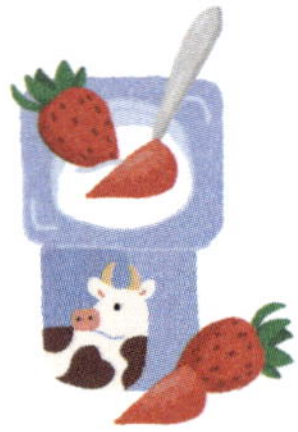

Il est temps de vous (re)mettre aux fourneaux ! Vous éviterez ainsi de mettre du sucre là où il n'y en a pas besoin (vinaigrette et autre sauce tomate), vous doserez mieux la quantité ajoutée dans vos desserts, et vous passerez au travers du sirop de glucose-fructose. Vous manquez de temps ? Les surgelés nature sont vos alliés : achetez des légumes non-cuisinés, des découpes de viande et de poisson « nature » (et non en panure ou en sauces, qui contiennent souvent du sucre).

Vos 3 objectifs principaux

1. **Faire le tri dans vos placards :** commencez par supprimer (mieux, donner, pour éviter le gaspillage !) tous les produits ultratransformés superflus : sachets de soupe ou de sauces, préparations pour gâteaux où il n'y a qu'à ajouter du lait ou de l'œuf, plats cuisinés, condiments (sauces asiatiques, tex-mex, etc.), les confiseries chocolatées, les céréales de petit déjeuner type pépites croustillantes...
2. **Mieux lire les étiquettes :** en faisant vos courses, utilisez des applications qui permettent d'analyser la composition des produits en temps réel, ou lisez soigneusement les compositions, pour laisser de côté ceux qui contiennent trop de sucres cachés ou de sirop de glucose-fructose. Choisissez les plus simples !
3. **Cuisiner maison :** d'accord, cela demande un petit peu plus de temps et d'organisation, mais vous éviterez une telle quantité de sucres ajoutés que cela en vaut la peine. Une technique : initiez-vous au *batch cooking* et préparez le weekend un certain nombre de bases, que vous pourrez congeler et utiliser au fil de la semaine sans perdre de temps.

Une semaine de menus « antisucres cachés »

Jour 1

Petit déjeuner	Déjeuner	Dîner
Thé ou café sans sucre Fruit frais (pêche, kiwi, raisin rouge, abricot...) Yaourt nature Pain au levain, fine couche de beurre	½ avocat + jus de citron Blanc de poulet au curry, lentilles corail Yaourt nature aux dés de fraises	Salade de tomates à l'huile d'olive Saumon vapeur, épinards à la crème légère Salade de pamplemousse à la cannelle

LE BON CONSEIL DE Dr.Good!

Le yaourt nature de qualité, décliné avec des dés de fruits de saison, est une excellente alternative aux yaourts aux fruits du commerce, trop sucrés (et souvent plein d'additifs). Si vous voulez le sucrer, optez pour 1 c. à c. de miel.

Jour 2

Petit déjeuner	Déjeuner	Dîner
Thé ou café sans sucre Porridge de flocons d'avoine, dés de banane et cannelle (facultatif : 1 c. à c. de miel ou de sucre complet si besoin)	Salade de haricots verts à l'huile de noix Aiguillettes de canard, riz complet Compote d'abricots maison	Potage de légumes maison Omelette aux fines herbes, ratatouille Yaourt nature et coulis de fruits rouges maison

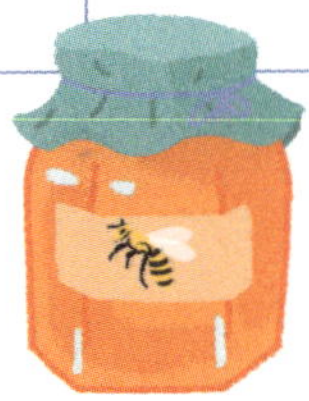

LE BON CONSEIL DE Dr. Good!

Vous aviez l'habitude d'acheter des potages tout prêts ou de la ratatouille déjà cuisinée ? Ils ont toutes les chances de contenir du sucre ajouté. On les fait maison.

Jour 3

Petit déjeuner	Déjeuner	Dîner
Thé ou café sans sucre Fromage blanc et granola maison	Artichaut vinaigrette Pavé de bœuf, salade de roquette Yaourt nature aux dés de poire fraîche, et cannelle	Salade composée (riz complet, cœurs de palmier, avocat, tomates, thon au naturel, huile d'olive et jus de citron) Salade de fruits à l'eau de fleur d'oranger et zestes de citron

LE BON CONSEIL DE Dr. Good!

Surtout pas de sauce ketchup ou barbecue avec le bœuf : elles sont très sucrées (et certaines contiennent du sirop de glucose-fructose) ! Un peu de moutarde forte reste le choix le plus light et le moins sucré en matière de condiment. Sinon, une sauce au bleu, mais elle sera beaucoup plus riche : à vous de voir en votre âme et conscience !

Jour 4

Petit déjeuner	Déjeuner	Dîner
Thé ou café sans sucre Mouillettes de baguette de tradition légèrement beurrées 1 œuf à la coque Ramequin de fruits rouges	Carottes râpées, huile de noix/ vinaigre de cidre Pavé de cabillaud, quinoa et fondue de poireaux Yaourt et dés d'ananas	Houmous maison Rôti de dinde, poêlée de courgettes au cumin Poire au chocolat (voir recette ci-contre)

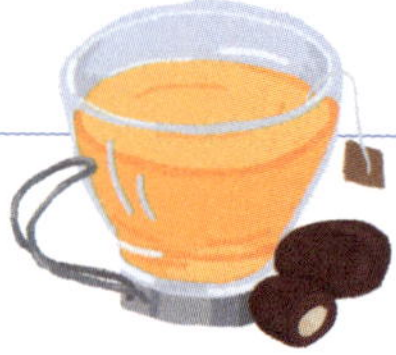

LE BON CONSEIL DE Dr. Good!

Disposez 1 poire coupée en fins quartiers dans un plat à four, râpez 20 g de chocolat noir à 85 % par-dessus et enfournez pour le faire fondre : un dessert pauvre en sucre, mais très gourmand, qui évite les envies de craquage dans la soirée.

Jour 5

Petit déjeuner	Déjeuner	Dîner
Thé ou café sans sucre Bol fruité : 1 yaourt nature, compote maison, fruits rouges et flocons d'avoine	Asperges vinaigrette Poulet grillé, pâtes à la tomate Salade de fruits et biscuits maison	Salade de brocoli aux amandes effilées Quinoa aux champignons Yaourt nature et compote d'abricots

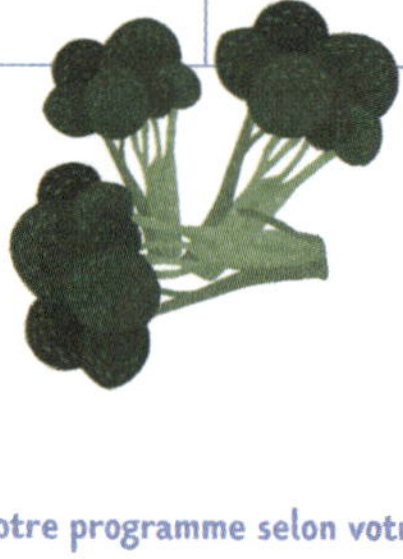

LE BON CONSEIL DE Dr. Good!

Vous avez l'habitude de manger des biscuits ? Faites-les maison, vous contrôlerez la quantité de sucres (et la qualité de la farine, des matières grasses, et l'absence d'additifs).

Jour 6

Petit déjeuner	Déjeuner	Dîner
Thé ou café sans sucre Porridge de flocons d'avoine à la cannelle (facultatif : 1 c. à c. de miel ou de sucre complet si besoin) Orange	Aubergines grillées Moules au vin blanc, quinoa Kiwi	Salade de concombre à la menthe Omelette, wok de légumes Part de tarte aux pommes maison

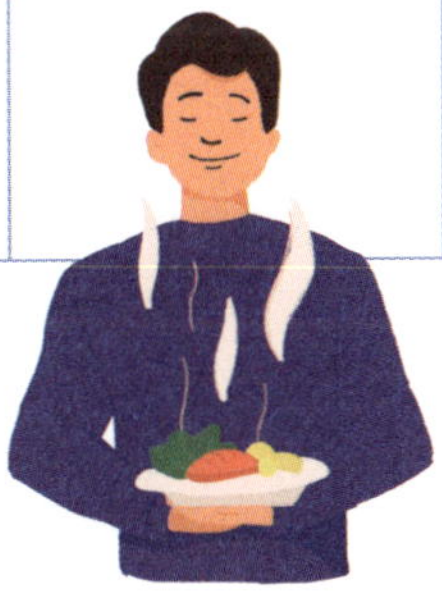

LE BON CONSEIL DE Dr. Good!

L'avantage de faire sa tarte aux pommes maison : vous pourrez utiliser une pâte brisée (zéro sucre ajouté contrairement à une pâte sablée). Nappez-la de compote pour lui donner du moelleux et la sucrer à peine avec un sucre naturel (ou ne pas la sucrer du tout).

Jour 7

Petit déjeuner	Déjeuner	Dîner
Thé ou café sans sucre Bol de lait chocolaté Baguette de tradition légèrement beurrée Compote de poire maison	Poireaux vinaigrette (huile d'olive, jus de citron, ciboulette ciselée) Aiguillettes de poulet poêlées, petits pois Yaourt nature aux dés de mangue	Salade de mâche aux noix Gratin de chou-fleur au jambon et à la béchamel maison Salade de fruits à la cannelle

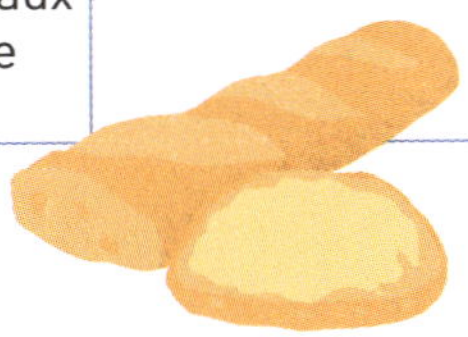

LE BON CONSEIL DE Dr. Good!

Le matin, vous ajoutiez de la poudre chocolatée dans votre lait (environ 60 % de sucre) ? Remplacez-la par du cacao amer (0 % de sucre).

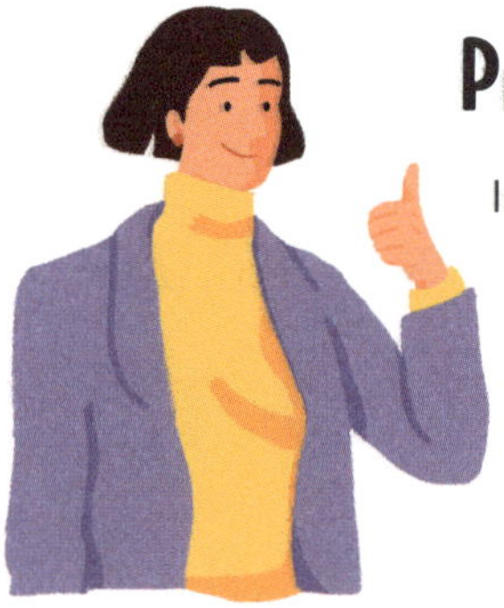

Profil 3 : Vous êtes accro au sucre

Impossible de vous passer de dessert, de boisson sucrée dans la journée, de sucre dans le café… De temps en temps, vous êtes même capable de remplacer votre déjeuner par des barres chocolatées ou des viennoiseries si vous n'avez pas le temps pour une vraie pause. Il faut y aller en douceur, en conservant des plaisirs sucrés à table, mais en diminuant largement le sucre ajouté. Pas si compliqué, vous allez voir !

Vos 3 objectifs principaux :

1. **Arrêter de grignoter dans la journée :** vous aviez l'habitude d'aller rendre visite tous les après-midi à votre collègue toujours bien équipé en petits gâteaux et autres chocolats ? Avant de vous lever, réfléchissez à votre motivation : faire une pause ? vous distraire de votre tâche de travail ? Adoptez des parades : aller chercher le courrier, prendre l'air au pied de l'immeuble…
2. **Ne plus sucrer vos boissons :** entre la boisson du matin, les cafés dans la journée et les sodas, la note est élevée. Adoptez d'autres boissons tout aussi hautes en saveurs.
3. **Mieux composer vos menus :** pour éviter de craquer en fin de journée, n'oubliez pas de mettre une petite quantité de glucides à IG bas à tous les repas. Lentilles, pois chiches, quinoa, riz… sont vos alliés. Et insérez aussi régulièrement au menu des aliments au goût très doux (potimarron, carotte, panais, patate douce…), pour donner à vos papilles l'illusion du goût sucré.

LES HUILES ESSENTIELLES POUR CALMER LES ENVIES DE SUCRE

Certaines huiles essentielles (HE) possèdent des effets antifringales et satiétants. Une envie de sucré ? Ouvrez un flacon d'huile essentielle de cannelle de Ceylan et respirez : ses molécules vont arriver au système limbique (zone du plaisir et des émotions), bloquant certaines hormones responsables de la faim. Les HE de bergamote, de mandarine verte ou de girofle sont aussi réputées pour calmer fringales et pulsions. Facile à avoir dans son sac et à dégainer dès que vous en ressentez le besoin.

Une semaine de menus « antiaddiction au sucre »

Votre joker : vous avez droit, par jour, à 1 c. à c. du sucre naturel de votre choix (miel, sirop d'érable, de coco…), à ajouter là où vous voulez.

Jour 1

Petit déjeuner	Déjeuner	Dîner
Thé Earl Grey peu infusé ou café aromatisé sans sucre Bol de lait, flocons d'avoine, graines de lin, pomme râpée et cannelle	Salade de betterave, huile de noix et ciboulette Filet de maquereau au four, riz basmati et courgettes Yaourt fermier au lait entier	Salade de mâche et tomates cerise Omelette aux champignons, lentilles corail Salade de fruits

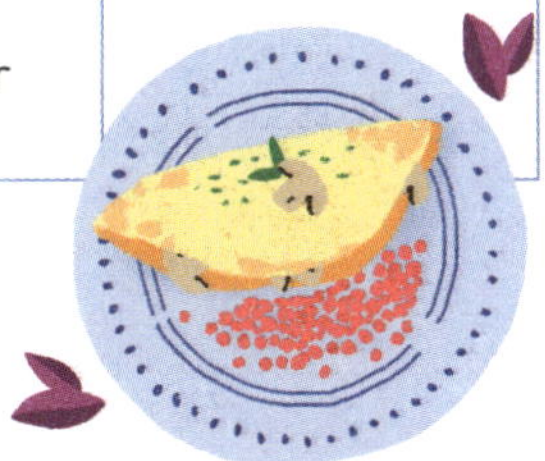

LE BON CONSEIL DE

Dr. Good!

Bien sûr, qu'on a envie de mettre beaucoup de confiture dans un yaourt à 0 % qui n'a pas de goût. Faites un essai en savourant un yaourt fermier au lait entier, ferme et onctueux : vous aurez nettement moins envie de le noyer sous du sucre.

Jour 2

Petit déjeuner	Déjeuner	Dîner
Thé Earl Grey peu infusé ou café aromatisé sans sucre Pain au levain, fine couche de beurre Yaourt nature à la compote maison	Carottes râpées, huile d'olive et jus de citron Rôti de porc, purée de patate douce Pomme cuite au four à la cannelle	Velouté de potimarron Jambon blanc, riz basmati et épinards à la béchamel maison Yaourt nature, coulis de mangue maison

LE BON CONSEIL DE

Dr. Good!

L'astuce pour ne pas avoir l'impression d'être privé de dessert : napper votre laitage avec un coulis de fruit maison, fait avec de la mangue bien mûre mixée, ou des fruits rouges. Zéro sucre et plein de saveurs !

Jour 3

Petit déjeuner	Déjeuner	Dîner
Thé Earl Grey peu infusé ou café aromatisé sans sucre Pain aux noix, fine couche de beurre Fromage blanc et dés de banane	Salade d'endives, huile d'olive et persil Brochette de poulet, penne à la sauce tomate ¼ d'ananas	Velouté de chou-fleur Sardines, pommes de terre vapeur Fromage blanc aux fruits rouges et amandes effilées

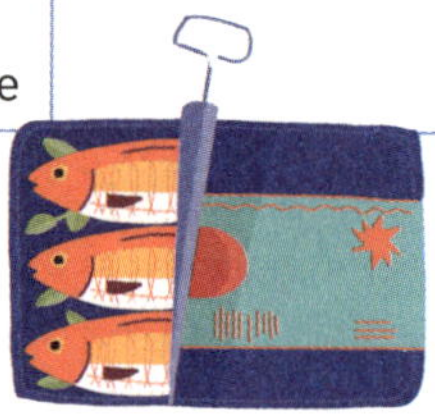

LE BON CONSEIL DE Dr. Good!

Le pain aux noix est doux en bouche, tout comme la banane : ces notes sucrées apaisent les papilles.

Jour 4

Petit déjeuner	Déjeuner	Dîner
Thé Earl Grey peu infusé ou café aromatisé sans sucre Mouillettes de baguette de tradition légèrement beurrées 1 œuf à la coque Compote de poire maison	Salade de germes de soja Aiguillettes de canard, quinoa et fenouil braisé Yaourt nature au coulis de chocolat 85 % (10 g fondus avec 2 c. à s. de lait) et quelques amandes effilées	Radis (roses ou noirs) et pain au levain légèrement beurré Saumon grillé, pommes de terre vapeur Compote de pomme à la cannelle

LE BON CONSEIL DE Dr. Good!

Un dessert express, gourmand et très pauvre en sucre : le coulis de chocolat sur un yaourt onctueux !

Jour 5

Petit déjeuner	Déjeuner	Dîner
Thé Earl Grey peu infusé ou café aromatisé sans sucre Porridge de flocons d'avoine aux dés de pomme, amandes effilées et cannelle	½ avocat et jus de citron Wok de crevettes, linguine aux champignons Fromage blanc au coulis de fruits rouges maison	Velouté de carottes au cumin Riz cantonais maison (riz complet, omelette, dés de jambon, petits pois) Pomme cuite au four

LE BON CONSEIL DE Dr. Good!

Vous buviez du soda à table ? Remplacez-le par de l'eau pétillante avec un trait de jus de citron : zéro sucre, et l'illusion donnée par le côté pétillant et acidulé aide à calmer l'envie.

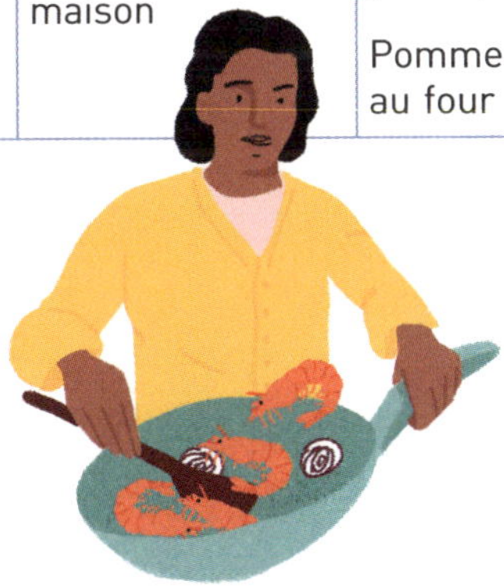

Jour 6

Petit déjeuner	Déjeuner	Dîner
Thé Earl Grey peu infusé ou café aromatisé sans sucre Muesli sans sucre, lait Kiwi	Carottes râpées, huile d'olive et jus de citron Moules au curry, sarrasin Yaourt aux quartiers d'orange	Rillettes de sardines et pain au levain grillé Wok de légumes verts, purée de patate douce Compote pomme-ananas et voile de coco râpée

LE BON CONSEIL DE Dr. Good!

Envie d'une touche gourmande sur votre compote ? Parsemez-la de coco râpée, légèrement dorée au préalable dans une poêle (sans la laisser noircir) : vous aurez l'impression d'une vraie gourmandise, mais toujours sans sucre !

Jour 7

Petit déjeuner	Déjeuner	Dîner
Thé Earl Grey peu infusé ou café aromatisé sans sucre Pain au levain, avec fine couche de beurre ou de fromage frais 1 petite tranche de jambon ou de saumon fumé	Salade d'endives et dés d'avocat Rôti de bœuf, purée de panais Mousse au chocolat maison (voir recette ci-contre)	Salade de concombre Wok de crevettes aux légumes, riz basmati Salade de fruits

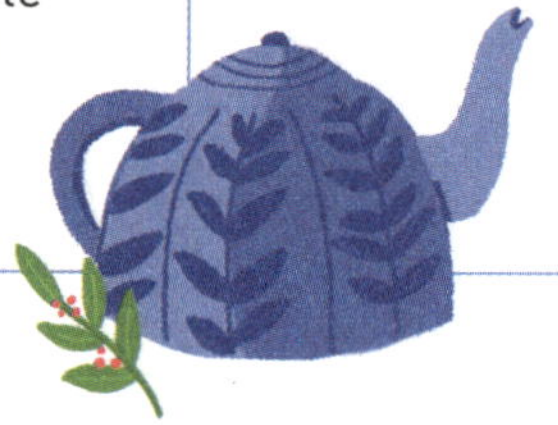

LE BON CONSEIL DE Dr. Good!

La mousse au chocolat peut se faire avec 100 g de chocolat noir fondu et 3 blancs d'œufs montés en neige, rien de plus : un dessert idéal à proposer si vous avez des invités, pour conjuguer « opération moins de sucre » et convivialité.

Trois coups de pouce à prendre en supplémentation

- **Le chrome.** Cet oligoélément facilite l'entrée du glucose dans les cellules et permet de réguler la production d'insuline. Il favorise aussi une meilleure utilisation du glucose sanguin et freine les envies compulsives de sucre. On conseille d'en prendre 25 microgrammes par jour.
- **Le tryptophane.** Cet acide aminé aide, quant à lui, en cas d'envies de sucré, en particulier le soir, associées à un endormissement difficile. À prendre sous forme de gélules vers 17 h, quand le corps synthétise la sérotonine, hormone du bien-être.
- **La *Gymnema sylvestris*.** Cette plante originaire d'Inde coupe l'envie de sucre. On la prend en gélules, trente minutes avant les repas, ou on ouvre la gélule pour mettre la poudre directement sur la langue au moment d'une forte envie de sucré : elle bloque la perception du goût sucré au niveau des papilles, et l'envie de sucre disparaît.

Dans tous les cas, demandez conseil à votre pharmacien.

L'ordonnance santé

Éliminer les mauvais sucres, réduire les quantités en général et choisir des options saines, c'est possible sans trop d'effort. Petit mémo de ce qu'il faut retenir.

1. *On lit systématiquement les étiquettes des produits.* Et on repose ceux dans lequel le sucre arrive comme premier ingrédient (pour les biscuits et gâteaux) ou qui contiennent trop de sucres sous différents noms (sirop de glucose, sucre inverti, maltose, dextrose...). Globalement, on préfère les compositions simples, sans une foule d'additifs.

2. *On boycotte le sirop de glucose-fructose.* Les industriels ont d'autres sucres à leur disposition, autant ne pas les encourager à utiliser celui-ci en particulier, franchement néfaste pour la santé. Ne pas acheter telle boisson ou tel gâteau peut être un acte militant !

3. *On ne fait pas de régime drastique.* Encore une fois, c'est le meilleur moyen pour craquer en s'offrant une pulsion sucrée en bonne et due forme. Au contraire, on conserve un peu de féculents à chaque repas, pour mieux gérer sa glycémie.

4. *En cuisine, on opte pour des sucres naturels.* Index glycémiques plus bas que celui du sucre, apport calorique légèrement moindre, mais surtout saveurs en plus : on a tout à gagner à choisir miel, sucre complet, sirop d'érable...

5. *On se détend.* Pour ne pas passer son stress sur des tartines de pain à la confiture, on s'offre des moments pour soi : yoga, marche, lecture, crochet, ou même menuiserie, si ça vous plaît, l'essentiel est de passer un moment qui vous nourrit autrement que par la nourriture.

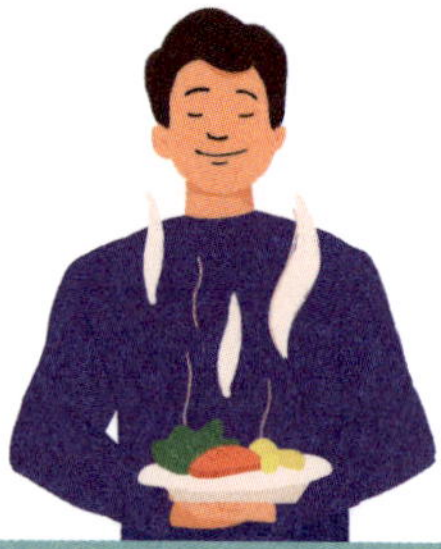

On se revoit dans 6 mois...

Vous êtes à présent archimotivé pour limiter les excès de sucre ! Dans six mois, où en serez-vous ? Faites votre bilan en répondant (en toute franchise) à ce petit questionnaire...

Vous vous accordez chaque jour un moment plaisir (crochet, bain moussant, lecture...)	☐ OUI	☐ NON
Vous avez (re)pris l'habitude de cuisiner vous-même des basiques : crèmes dessert, sauces tomate, vinaigrettes...	☐ OUI	☐ NON
Vous allez chez le boulanger chercher votre baguette aux céréales et au levain	☐ OUI	☐ NON
Vous avez arrêté de vous priver de pâtes et autres féculents (et n'avez plus de pulsions sucrées à partir de 17 h)	☐ OUI	☐ NON
Vous avez éliminé tous les produits vraiment trop sucrés (barres chocolatées, bonbons...) de vos placards	☐ OUI	☐ NON
Vous lisez les étiquettes des produits et proscrivez ceux contenant du sirop de glucose-fructose	☐ OUI	☐ NON
Vous avez remplacé les sucreries par du chocolat très noir (ou des amandes, des noix...)	☐ OUI	☐ NON
Vous avez arrêté ou bien limité les sodas et le sucre dans vos boissons chaudes	☐ OUI	☐ NON

Pour vous situer

TOTAL DE OUI ☐

- **Plus de 4 « OUI » :** Vous êtes au top ! Les changements (sur votre poids, votre peau, votre énergie...) doivent se voir. Bravo, continuez ainsi !
- **Moins de 4 « OUI » :** Vous avez entrepris quelques changements, mais vous n'êtes pas encore tout à fait prêt à manger vraiment moins de sucre. Relisez toutes les bonnes raisons d'oublier le sucre (voir p. 21) pour vous remotiver.

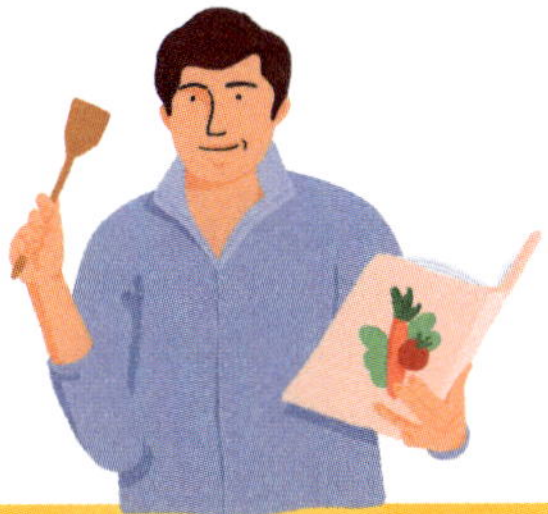

Pour en savoir plus

Sites internet

- Fédération française des diabétiques : **federationdesdiabetiques.org**
- Tables internationales des index glycémiques (Pr Jennie Brand-Miller) : **ncbi.nlm.nih.gov/pmc/articles/PMC2584181**
- Foodwatch : **www.foodwatch.org/fr/accueil**

Bibliographie

- "*High glycemic index and glycemic load diets as risk factors for insomnia : analyses from the Women's Health Initiative*", The American Journal of Clinical Nutrition, février 2020.
- "*Effects of poor and short sleep on glucose metabolism and obesity risk*", Nature Reviews Endocrinology, 2009.
- "*Brief Communication : Sleep Curtailment in Healthy Young Men Is Associated with Decreased Leptin Levels, Elevated Ghrelin Levels, and Increased Hunger and Appetite*", American College of Physicians, 2004.
- "*The effect of deprivation on food cravings and eating behavior in restrained and unrestrained eaters, International Journal of Eating Disorders*", 2005.
- "*Fasting Increases Risk for Onset of Binge Eating and Bulimic Pathology : A 5-Year Prospective Study*", Journal of Abnormal Psychology, 2008.
- "*Impact of Reduced Meal Frequency Without Caloric Restriction on Glucose Regulation in Healthy, Normal Weight Middle-Aged Men and Women*", Metabolism, 2008.
- *Cahiers de nutrition et de diététique*, vol. 43, hors-série 2, Société française de nutrition, 2008.
- *Les Fondamentaux de la pathologie digestive*, Elsevier-Masson, chap. 12, octobre 2014.

Remerciements

Au Dr Pierre Nys, endocrinologue-nutritionniste, ex-attaché des Hôpitaux de Paris, spécialiste de l'index glycémique et auteur, aux éditions Leduc.s, des ouvrages *Le Régime IG métabolique* (2011), *Le Régime IG cœur* (2013), *Le Nouveau Régime IG longévité* (2018).

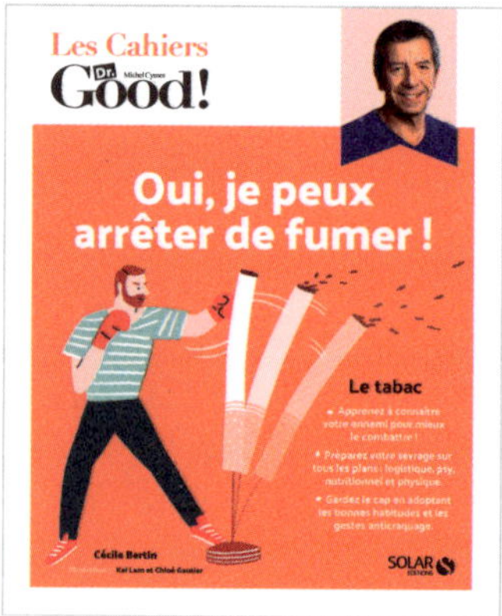

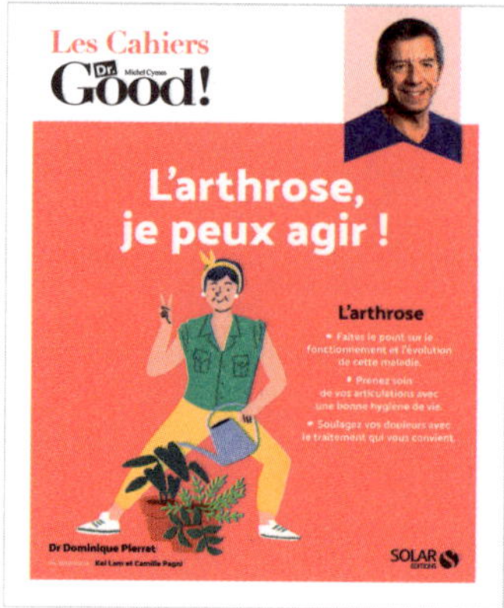

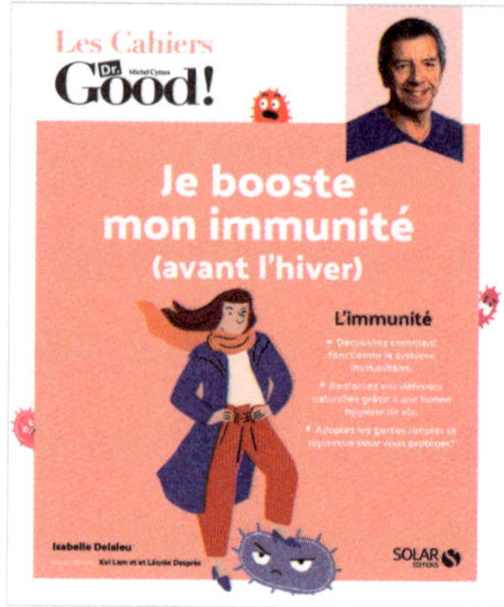

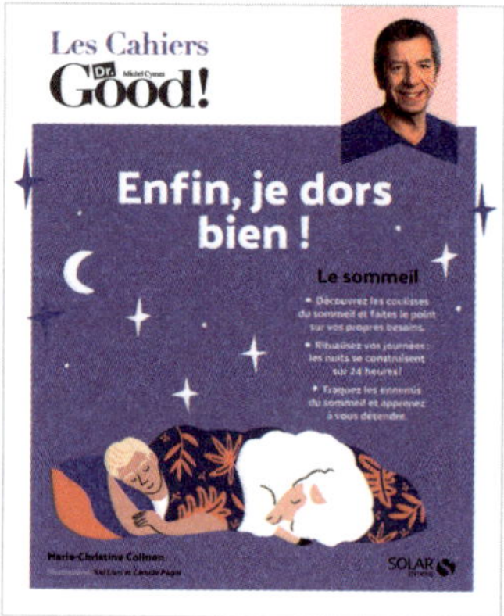

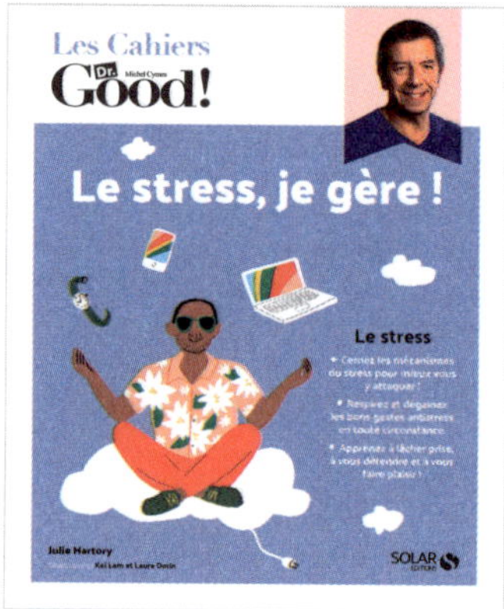

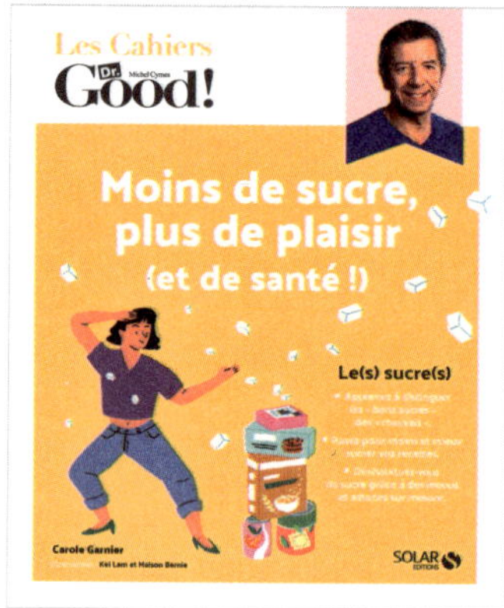

Direction : Jean-Louis Hocq
Direction éditoriale : Marion Guillemet
Collaboration éditoriale : Stéphane Dellazzeri
Responsable d'édition du projet : Lama Younès Corm
Suivi de production éditoriale : Camille Batschelet-Prieur
Conception de la maquette intérieure et de la couverture : Stéphanie Brepson
Photo de couverture : © Alex Mahieu
Correction : Dominique Pérot-Poussielgue/Plume sur Loire
Mise en pages : Nord Compo
Fabrication : Laurence Duboscq

ISBN : 978-2-263-17225-0
Code éditeur : L17225
Dépôt légal : novembre 2020
Imprimé en France par Imprimerie de Champagne.

Solar, un département Edi8
92, avenue de France
75013 Paris